질베르 보보
GILBERT BOHBOT

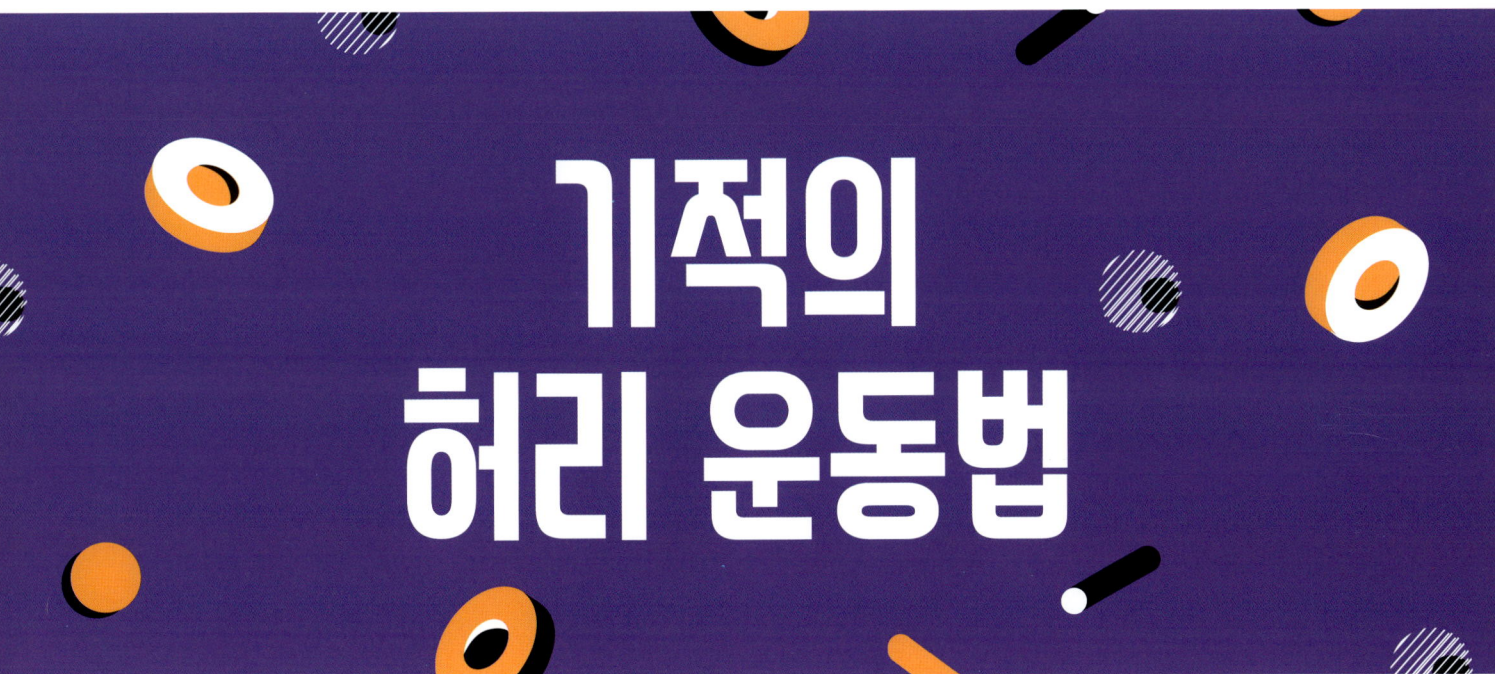

기적의 허리 운동법

가장 완벽한 허리 강화 운동 교과서

프로제

차례

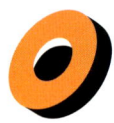

1 / 들어가기 — 5

언제 어디서든 곧은 허리 만들기 — 6
- 허리 통증 이해하기 — 6
- 내 허리 상태 확인하기 — 9
- 운동은 늘 옳다, 하지만 주의하라 — 11
- 일상생활에서 허리 관리하기 — 13
- 앉은 자세에 주의하라 — 14
- 잘못된 체형 고치기 — 15

운동의 규칙 — 18
- 단계별 운동의 중요성 — 18
- 프로그램 구성하기 — 18
- 워밍업과 쿨다운 — 19
- 바른 운동법이란 — 20

2 / 단계별 운동 프로그램 — 23

1단계 : 부드럽게 몸 풀기 — 24

몸 풀기 운동 — 26
1. 누워서 골반 움직이기 — 26
2. 누워서 한쪽 무릎 당기기 — 28
3. 누워서 양쪽 무릎 당기기 — 28
4. 누워서 양쪽 무릎으로 원 그리기 — 29
5. 누워서 한 쪽 다리 들기 — 30
6. 누워서 발꿈치 당기기 — 31
7. 누워서 어깨 돌리기 — 32
8. 누워서 어깨 당기기 — 34
9. 누워서 척추 비틀기 — 35
10. 누워서 몸 늘리기 — 36
11. 누워서 엉덩이 들기 — 38
12. 누워서 어깨 들고 무릎 당기기 — 38
13. 누워서 다리 걸치기 — 39
14. 뒷목 풀어주기 — 40
15. 양팔 바깥으로 밀어내기 — 41
16. 양팔 뒤로 모아 가슴 펴기 — 42
17. 양팔 모아 앞으로 밀어내기 — 44
18. 서서 상체 숙이기 — 46
19. 서서 기지개 펴기 — 48
20. 햄스트링 늘리기 — 50
21. 서서 발꿈치 당기기 — 52
22. 서서 골반 움직이기 — 53
23. 무릎 대고 엎드려 등 올리기 — 54
24. 짐볼에 양팔 올려 척추 늘리기 — 55
25. 한쪽 무릎 대고 다리 늘리기 — 56
26. 엎드려 발목 당기기 — 58
27. 무릎 꿇고 엎드리기 — 59

1단계 운동 프로그램 — 60
- 1주차 — 61
- 2주차 — 62
- 3주차 — 64

2단계 : 코어 힘을 기르자 — 66

복근 운동 — 67
28. 누워서 어깨 들기 — 68
29. 누워서 골반 들기 — 69
30. 누워서 어깨와 골반 들기 — 70
31. 누워서 무릎에 손 올리기 — 70
32. 누워서 무릎과 팔꿈치 당기기 — 71
33. 누워서 팔다리 올리기 — 72
34. 무릎 대고 플랭크 — 73
35. 무릎 떼고 플랭크 — 74

누워서 하는 척추 운동 75
- 36 누워서 엉덩이 들기 75
- 37 누워서 엉덩이 들기 : 응용동작 76
- 38 한쪽 무릎 대고 엎드려 균형 잡기 78
- 39 한쪽 무릎 대고 버티기 79
- 40 엎드려 양팔 모아 고개 들기 80
- 41 엎드려 고개 들고 양팔 뒤로 모으기 81
- 42 엎드려 팔다리 교차해 들기 82
- 43 엎드려 양팔로 원 그리기 84

2단계 운동 프로그램 85
- 1주차 85
- 2주차 87
- 3주차 90
- 4주차 93

3단계 : 허벅지·등·척추 운동 96

허벅지 운동 97
- 44 손 무릎에 대고 의자 스쿼트 98
- 45 한쪽 다리로 의자 스쿼트 100
- 46 짐볼 스쿼트 101
- 47 의자에 한 손 올리고 런지 102
- 48 한 발로 계단 오르기 104

등 운동 106
- 49 상체 숙여 밴드 당기기 107
- 50 앉아서 밴드 당기기 108
- 51 앉아서 밴드 늘리기 109

서서·앉아서 하는 척추 운동 110
- 52 벽에 기대어 척추 정렬하기 1 110
- 53 벽에 기대어 척추 정렬하기 2 112
- 54 벽에 기대어 척추 정렬하기 3 113
- 55 서서 상체 기울이기 : 응용동작 114
- 56 의자에 엎드려 다리 뻗기 115
- 57 의자에 엎드려 균형 잡기 116
- 58 의자에 한 손 올리고 균형 잡기 116
- 59 짐볼에 엎드려 균형 잡기 117

3단계 운동 프로그램 118
- 1주차 119
- 2주차 123

4단계 : 전신 운동 127

전신 운동 128
- 60 한 발로 서서 균형 잡기 : 30~45도 129
- 61 한 발로 서서 균형 잡기 : 90도 130
- 62 한 발로 서서 양팔 뻗어 균형 잡기 131
- 63 매트 위에 한 발로 서서 균형 잡기 131
- 64 한 발로 서서 물건 들기 132
- 65 물건 들고 일어서기 133
- 66 엎드렸다가 일어서기 134
- 67 한 발로 서서 버티기 : 30~45도 136

4단계 운동 프로그램 138
- 1주차 139
- 2주차 141

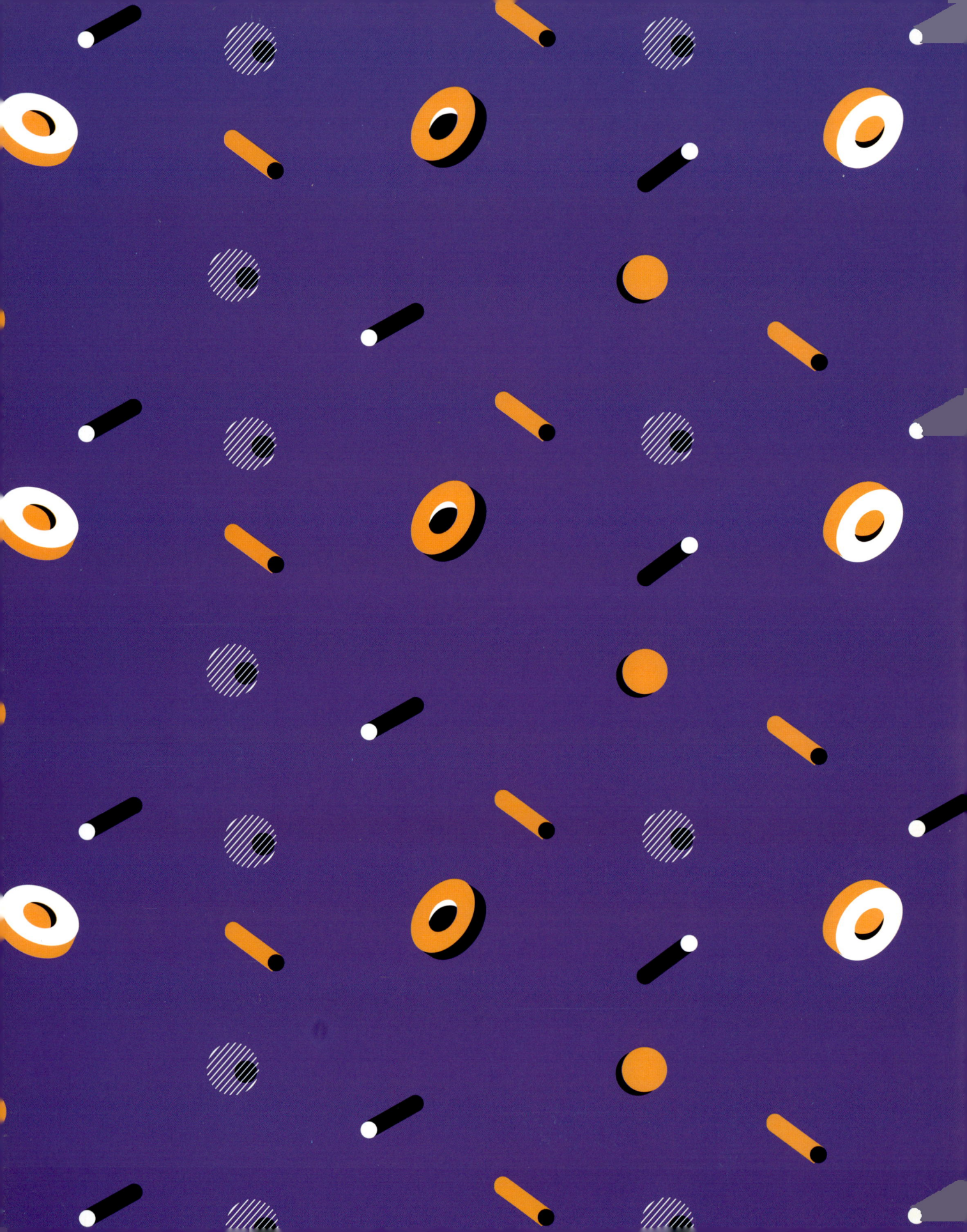

1 들어가기

언제 어디서든 곧은 허리 만들기   6
운동의 규칙   18

언제 어디서든 곧은 허리 만들기

프랑스의 경우 살면서 적어도 한 번 이상 허리 통증으로 고통 받은 적 있는 사람의 수가 전체 인구의 4분의 3을 넘어서는 것으로 알려져 있다. 실제로 허리 통증과 관련해 지출되는 금액만도 20억 유로(약 2조 6천억 원)에 달했다. 이처럼 엄청난 사회적 비용을 유발하고 있는 허리 통증 문제는 이제 모두가 반드시 넘어야 할 하나의 커다란 과제가 되었다. 그리고 우리 각자가 자신의 몸에 더욱 관심을 기울인다면 이 과제를 해결하는 데 도움을 줄 수 있을 것이다.

　허리 통증의 원인은 다양하다. 선천적인 문제나 노화로 인한 통증을 제외한다면 특히 신체적 또는 환경적 요인들에 기인하는 경우가 가장 많고, 운동 부족 혹은 운동 과다로 허리 통증이 생기는 경우도 있다.

허리 통증 이해하기

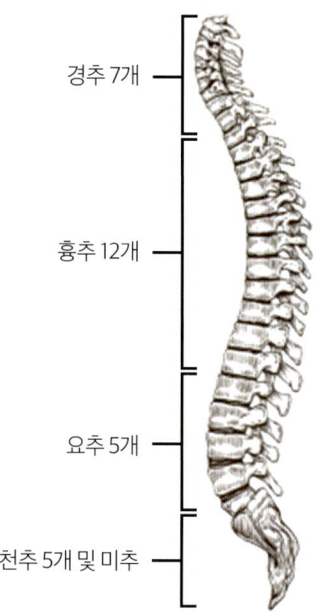

곡선형태로 이루어진 척추의 네 구간

경추 7개
흉추 12개
요추 5개
천추 5개 및 미추

척추

척추는 곡선을 그리며 연속적으로 이어지는 척추뼈(추골)들로 이루어져 있다. 척추에는 앞으로 굽은 부분(전만부)과 뒤로 굽은 부분(후만부)이 번갈아 나타나는데, 이러한 곡선 형태는 옆을 보고 서서 거울을 보거나 바닥에 등을 대고 누웠을 때 쉽게 확인할 수 있다. 26쪽*에서 소개하고 있는 누워서 골반 움직이기 자세에서도 척추의 전만부에 해당하는 뒷목과 등허리는 바닥에 닿지 않는 반면, 후만부에 해당하는 날개뼈(견갑골)와 엉덩이 부분은 바닥에 닿아 지지대 역할을 한다는 것을 확인할 수 있다.

　이처럼 척추의 네 구간이 보이는 S자 형태의 곡선은 척추가 유연하게 움직일 수 있도록 하는 동시에 각종 충격과 압력에 대한 척추의 저항력을 높여주는 역할을 한다[1]. 먼저 일곱 개의 뼈로 이루어진 경추는 특히 움직임이 큰 부분으로, 머리를 받쳐주는 역할을 한다. 흉추는 비교적 움직임이 크지 않으며 열두 개의 뼈로 이루어져 있으며 양 옆으로 갈비뼈가 이어지는 형태다. 그 아래로 다섯 개의 요추 뼈가 있는데, 일반적인 척추질환 대부분(급성 및 만성 요통, 좌골신경통, 허리디스크(추간판탈출증)[2] 등)이 바로 이 요추에서 발생한다. 그리고 척추의 맨 끝부분에는 천추와 미추가 자리 잡고 있다.

각 척추 뼈 사이에는 디스크(추간판)가 위치해 있는데, 디스크의 가운데 있는 속질핵이 하루 동안 척추에 가해지는 힘에 맞추어 수분을 흡수하거나 내보내면서 충격을 완화해준다. 또한 디스크를 둘러싸고 있는 섬유테는 각각의 척추 뼈를 고정하거나 움직이게 하는 역할을 한다.

척추에는 디스크뿐만 아니라 관절, 근육, 인대 등도 연결되어 있어 척추가 고정되어 있으면서도 유연한 조화로운 상태를 유지할 수 있도록 해준다. 이는 인체의 주요 신경들이 퍼져 나가는 출발점이기도 한 척수를 최대한 보호하기 위해 반드시 필요한 요소다.

한편 갑작스러운 운동이나 반복적 미세외상, 노화 등으로 척추 사이의 디스크가 조기에 훼손되는 경우도 허리 통증의 주된 원인이 된다.

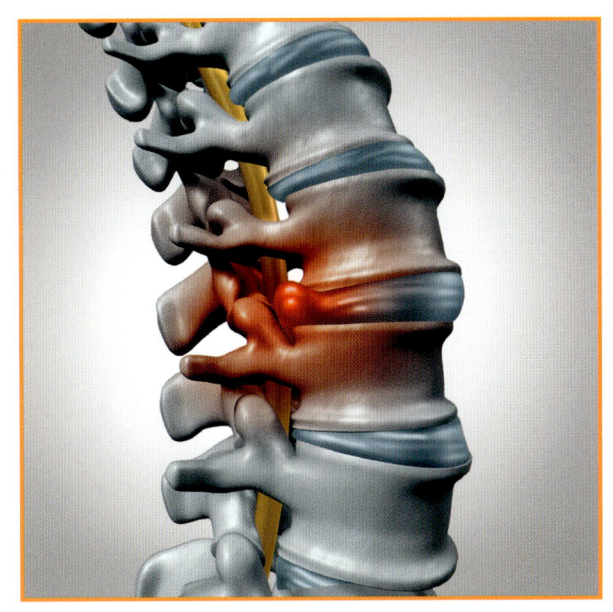

척추 디스크

---

1   정상적인 곡선 형태의 척추는 일자 형태의 척추보다 17배 더 큰 저항력을 가진다.

2   요추에 추간판탈출이 발생할 경우 디스크의 속질핵이 섬유테 바깥으로 새어나와 척추관을 누르고 그 결과 좌골신경 등 해당 부위에 위치한 여러 신경이 압박을 받게 된다.

골반

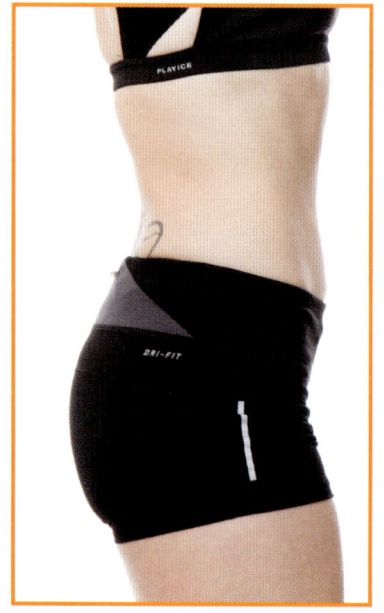
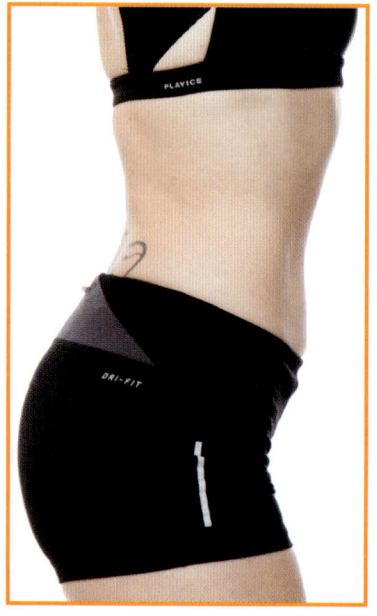
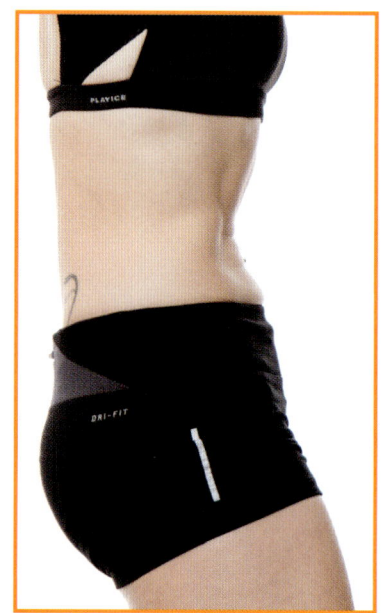

중립 상태의 골반 　　　　　　　앞으로 기운 골반 　　　　　　　뒤로 기운 골반

허리의 형태와 허리 통증의 원인을 분석하는 데 있어 반드시 고려해야 할 또 하나의 해부학적 요소로 바로 골반을 들 수 있다. 골반은 뒤쪽에서 척추를 받치고 있는 선골, 양 옆의 장골, 그리고 그 앞으로 이어지는 치골로 구성되어 있으며, 회음부 근육과 함께 윗면이 평평한 반구 형태를 이루어 복부 장기들을 받치는 역할을 한다.

골반이 어떤 자세로 있는지에 따라 요추의 곡선에도 영향이 생기므로 이 또한 허리 통증을 일으키는 간접적인 원인이 되기도 한다.

- **중립 상태**의 골반은 반구 형태의 평평한 윗면이 수평을 이루고 있어야 한다. 특히 골반의 중립은 요추의 곡선을 최상의 상태로 유지해주기 때문에 휴식을 취하거나 운동을 시작하기에 앞서 먼저 중립 자세를 취해야 할 필요가 있다.
- 골반이 **앞으로 기울면(전방경사)** 요추 끝부분이 지나치게 앞을 향해 굽게 된다. 만약 평소에도 골반이 항상 앞으로 기울어 있다면 허리 통증을 일으키는 원인이 되고, 나아가 '척추전만'이라고 부르는 체형이 되기 쉽다. 여기에 복부비만까지 있다면 허리 통증은 더욱 악화되기 마련이다. 골반을 앞으로 기울이는 동작은 여러 운동에서도 사용되는데, 특히 허리 곡선을 본래 상태로 유지한 채 엉덩이를 아래쪽으로 내리는 스쿼트(98쪽*)나, 서서 햄스트링 늘리기(50쪽*) 등의 동작에서 두드러지게 나타난다.

- 골반이 **뒤로 기울면(후방경사)** 앞으로 굽어 있어야 할 요추 끝부분의 곡선이 줄어들거나 없어지고 심지어는 반대로 휘어버리기도 한다. 평소에도 골반이 뒤쪽으로 기울어 있다면 이 또한 허리를 약화시킬 수 있다. 복근이나 엉덩이 뒤쪽 근육(후둔근)이 지나치게 긴장되어 있을 경우 이러한 자세가 생기기도 한다(실제로 골반 후방경사는 운동선수들에게서 자주 발견되는 현상이다). 한편 골반을 뒤로 기울이는 자세는 무릎 대고 엎드려 등 올리기(54쪽*)나 양팔 모아 앞으로 밀어내기(44쪽*)와 같은 동작에서 잘 나타난다.

> 개인에 따라 직업 때문에 몸을 많이 써야 할 수도 있고 그렇지 않을 수도 있지만, 허리를 보호하기 위해 지켜야 할 가장 근본적인 원칙은 바로 척추의 본래 곡선과 골반의 중립 상태를 유지하는 것이다. 이를 위해서는 끊임없이 스스로의 자세를 의식해야 하고, 직업적 또는 환경적 요인들을 고려해야 하며(이에 대해서는 뒷부분의 '부드러운 이완 운동'에서 다시 언급할 예정이다) 적절한 운동을 지속해야 한다.

내 허리 상태 확인하기

다음 페이지의 질문지는 허리 통증을 일으킬 수 있는 요인들을 파악하기 위한 것이다. '예'에 체크된 문항이 많을수록 앞으로 허리가 약해질 가능성이 높다는 의미이며, 이는 결국 허리와 관련된 여러 건강 문제로 이어질 위험이 있다.

운동		
헬스클럽에서 고강도 운동을 하고 있다.	○ 예	○ 아니오
스쿼시 또는 테니스를 치곤 한다.	○ 예	○ 아니오
고중량 근력운동을 하고 있다.	○ 예	○ 아니오
스카이다이빙을 하고 있다.	○ 예	○ 아니오
운동 후에 스트레칭을 전혀 하지 않는다.	○ 예	○ 아니오
운동보다는 장시간 앉아 있는 일이 많다.	○ 예	○ 아니오
운동 전 준비운동을 하지 않는다.	○ 예	○ 아니오
생활		
침구류를 10년 이상 바꾸지 않았다.	○ 예	○ 아니오
엎드린 자세로 잔다.	○ 예	○ 아니오
기상할 때 자리에서 빠르게 일어선다.	○ 예	○ 아니오
양치질을 할 때 몸을 앞으로 숙이고 한다.	○ 예	○ 아니오
머리를 감을 때 허리를 숙이고 감는다.	○ 예	○ 아니오
상반신을 숙인 채 청소하곤 한다.	○ 예	○ 아니오
아이를 안거나 빨래바구니를 옮길 때는 일어서서 몸을 숙인다.	○ 예	○ 아니오
직접 이삿짐을 옮기곤 한다.	○ 예	○ 아니오
주기적으로 목공작업, 가드닝 등을 하고 있다.	○ 예	○ 아니오
건강		
교통사고를 당한 적이 있다.	○ 예	○ 아니오
이미 요통 혹은 좌골신경통을 앓은 적이 있다.	○ 예	○ 아니오
불안이나 우울을 자주 느낀다.	○ 예	○ 아니오
복부비만이다.	○ 예	○ 아니오
체질량지수(BMI)가 30 이상이다.	○ 예	○ 아니오
골다공증이 있다.	○ 예	○ 아니오
자세가 주로 구부정한 편이다.	○ 예	○ 아니오
척추전만증이 있다.	○ 예	○ 아니오
척추가 일자 형태다.	○ 예	○ 아니오
직업		
다음의 직업 중 하나에 해당한다. [이삿짐 운반업자·계산원·간호사·건설근로자·조경사·화물차운전사·택시운전사·미용사·치과의사]	○ 예	○ 아니오
앉아서 일을 할 때 다리를 꼬는 경우가 많다.	○ 예	○ 아니오
일과 중 대부분을 앉은 자세로 보낸다.	○ 예	○ 아니오
사용하는 의자의 등받이와 좌판부가 평평하다.	○ 예	○ 아니오
빠른 속도로 자리에 앉거나 일어서곤 한다.	○ 예	○ 아니오

운동은 늘 옳다, 하지만 주의해야 한다

허리 통증을 피하려면 스카이다이빙, 번지점프, 패러글라이딩과 같은 익스트림 스포츠는 피하는 편이 좋다. 또한 바디어택, 바디컴뱃, 바디펌프, RPM 등 최근 유행하는 레즈밀(뉴질랜드에서 개발된 그룹 피트니스 프로그램)식 댄스 운동 역시 주의가 필요하다. 테니스, 스쿼시, 골프 등도 척추를 회전하는 동작이 많아 척추 디스크에 강한 압력을 가할 위험이 있으므로 추천하지 않는다. 허리에는 이런 운동보다는 자전거, 수영, 아쿠아스포츠 등 체중의 영향을 받지 않는 운동이 도움이 된다.

근력운동에서도 웨이트 트레이닝보다는 등받이에 기대 허리를 고정한 채로 할 수 있는 기구 운동이 더 좋다. 특히 고중량 스쿼트를 통한 엉덩이 운동이나 밀리터리 프레스와 같은 어깨 운동은 척추에 과도한 압력을 가하게 되므로 바람직하지 않다.

그리고 마무리 운동의 중요성을 간과하는 경우가 많은데, 운동을 마칠 때는 반드시 스트레칭 등으로 마무리해야 할 필요가 있다(26~59쪽* 참고).

기구를 이용한 카디오 트레이닝

규칙적인 카디오 트레이닝—분당 심장박동수를 올려주는 모든 종류의 운동—은 심혈관계질환 위험을 낮추는 동시에 체중 감량 효과를 높이는 효과가 있다. 뿐만 아니라 척추 디스크에 가해지는 힘을 줄일 수도 있는데, 이를 위해서는 반드시 관절에 주의를 기울여야 한다. 실제로 여러 운동기구 중에는 카디오 트레이닝을 활용해 허리에 도움을 줄 수 있는 기구도 있지만, 오히려 허리의 긴장을 높이는 기구들도 있으므로 조심할 필요가 있다.

앉아서 자전거 타기, 경사로 걷기 : 적극 추천

좌식사이클(등받이가 있는 자전거)을 타거나 런닝머신의 경사도를 높여 걷는 운동은 다른 기구 운동에 비해 칼로리 소모량은 낮은 편이지만 허리와 무릎에 가하는 부담을 최소한으로 줄이고 심혈관계통의 활동을 높여주는 아주 좋은 운동이다.

- 좌식사이클

    페달을 밟는 동안 허리가 등받이 부분에 잘 고정되고 무릎이 항상 일정 각도로 유지하며 발끝과 무릎이 직선을 이룰 수 있도록 등받이 위치를 조정한다.

- 런닝머신

    처음에는 천천히 걸으며 속도와 경사를 각각 5.5km/h와 5.5%까지 점진적으로 올린다. 걸음은 뒤꿈치를 먼저 착지시킨 뒤 발바닥 전체를 굴리듯이 앞으로 내딛는다. 걸을 때는 복부에 힘을 주어 힘차게 걸음을 내딛으면서도 허리를 보호할 수 있도록 해야 한다. 복부에 힘이 들어가면 골반이 수평으로 유지되는 효과가 있기 때문이다. 양팔은 몸 쪽으로 붙이고 발에 맞추어 힘차게 움직인다. 단, 어깨는 올라가지 않도록 주의하고 항상 힘을 뺀 상태로 유지한다.

달리기, 노젓기 : 보류

좌식사이클과 걷기로 허리가 어느 정도 강화되기 전까지는 러닝머신에서 달리거나 로잉머신으로 노를 젓는 운동은 피하는 것이 좋다. 달리기는 착지력과 추진력이 필요한 운동이고, 로잉머신은 앉은 채 노를 잡아당기는 동작으로 척추가 반대 방향으로 구부러질 위험이 있기 때문이다.

실제로 노를 당기면서 무릎을 펴는 동작에서는 골반이 중립 위치를 유지할 수 없기 때문에 본래 앞으로 굽어 있어야 할 허리 아랫부분이 뒤쪽으로 둥글게 말리게 된다. 그 결과 골반은 뒤쪽으로 기울어지고 경추도 뒤쪽으로 휘게 되며 척추 디스크의 기계적 긴장 역시 높아진다. 이것이 계속 지속될 경우 척추의 근육들이 굳어 허리 통증을 일으키기 시작한다.

입식사이클 운동에서도 비슷한 현상이 나타난다. 손잡이에 팔을 올리고 척추를 앞으로 기울인 상태에서 페달을 밟기 때문이다. 그러므로 허리가 약화된 상태라면 입식사이클은 사용하지 않는 것이 좋다.

일립티컬, 스텝퍼 : 주의!

일립티컬은 러닝머신을 이용한 달리기를 대체해줄 수 있을 만한 운동으로 손꼽힌다. 특히 허리와 무릎에 많은 충격을 주지 않으면서도 많은 칼로리를 소모할 수 있기 때문이다. 그러나 일립티컬을 사용할 경우 상체와 하체가 동시에 움직여야 하기 때문에 상하체의 에너지를 서로 전달해주는 몸의 코어 부분이 쉽게 포화상태에 이르러 높은 긴장을 받게 되므로 주의가 필요하다. 실제로 일립티컬로 장시간에 걸쳐 고강도 운동을 할 경우 운동 후 허리 통증을 호소하는 경우가 잦다. 스텝퍼 역시 주의가 필요한 운동기구다.

계단을 올라가는 것과 동일한 운동 효과를 가져다주며 엉덩이와 허벅지 운동에 큰 도움이 되는 기구이기는 하나, 스텝퍼를 이용하면 강도와 관계없이 계속 팔다리를 번갈아가며 사용해야 하는 동작을 반복해야 한다는 문제점이 있다. 이러한 움직임은 골반을 끊임없이 양옆으로 기울게 하고, 이것이 장시간 이어지면 허리에 통증을 야기할 수 있다. 차라리 스텝퍼보다는 실제 계단을 오르는 편이 더 낫다.

적절한 운동 강도란?

운동 강도를 파악할 때는 맥박(HR) 또는 분당심장박동수(BPM)를 사용할 수 있으며, 호흡의 안정도나 대화 가능 정도, 칼로리 소모량 등을 활용하기도 한다. 이 요소들은 서로 필연적으로 연계되어 있기 때문이다.

심박수

각자의 신체적 상태와 목표를 고려하여 운동을 시작하려면 최대심박수(HRMax)를 파악해야 할 필요가 있다. 각 개인의 최대심박수를 정확히 측정하려면 스포츠의학연구소나 실제 운동장에서 테스트를 실시해 확인할 수도 있지만, 다음과 같은 공식을 사용해 추정치를 사용하기도 한다.

- 아스트랜드 공식(1954)　　최대심박수=220-나이 (남성의 경우)
　　　　　　　　　　　　　최대심박수=226-나이 (여성의 경우)
- 인바르 공식(1994)　　　　최대심박수=205.8-(0.685×나이)
- 젤리쉬 공식(2007)　　　　최대심박수=207-(0.7×나이)

운동을 시작하고 처음 20~30분 정도는 심박수가 최대심박수의 60% 또는 70~75%정도로 유지되는 가벼운 운동을 지속하는 것이 좋다. 예를 들어, 만 30세의 여성의 경우라면 심박수를 118(196×0.65) 또는 137(196×0.70)정도로 유지하도록 한다(60~65쪽* 1단계 운동 참고).

　이후 목표심박수를 최대심박수의 80%정도로 잡고 운동 강도를 조절하는데, 길지 않은 고강도 세트(최대심박수의 85%)와 저강도 세트(최대심박수의 70%)를 여러 차례 번갈아가면서 운동한다. '2단계 운동'의 유산소 운동(85~95쪽*)을 참고하면 좋다.

호흡의 안정도

최대심박수 대신 운동 시 호흡의 안정도를 통해 운동 강도를 파악해도 좋다. 운동 중에 대화를 나누는 것이 어렵지 않다면 현재 심박수는 최대심박수의 60~65%정도라고 볼 수 있고, 이후 호흡이 가빠지기 시작할 때는 최대심박수의 70~80%에 이른 것이다. 최대심박수의 80%를 넘어서면 말을 하기가 점점 어려워지고, 100%에 달하면 말을 이어갈 수 없는 정도에 이르게 된다.

칼로리 소모량

운동의 칼로리 소모량 역시 운동 강도를 파악하기 위한 또 하나의 기준이 된다. 체중 감량을 목표로 한다면 분당 6~10칼로리(시간당 360~600칼로리)가 소모되도록 운동하면 좋다. 단, 허리 통증 등의 문제가 있다면 강도 설정에 주의를 기울여야 한다.

일상생활에서 허리 관리하기

일상 속의 잘못된 습관들로 척추가 큰 압력을 받는 경우가 있다. 이는 곧 허리를 약화시키고 나아가 요통, 좌골신경통을 일으키곤 한다. 허리 관리의 기본 규칙은 언제 어디서든 정수리부터 골반까지, 즉 등과 허리를 곧게 유지하는 것이다. 이를 통해 척추 본래의 곡선을 지킬 수 있다(6쪽* 참고).

일상생활 중 등이 둥글게 말리며 상반신이 앞으로 굽지 않도록 주의해야 하며, 앞서 살펴본 것처럼 상반신을 갑자기 옆으로 돌리는 동작도 피하는 것이 좋다. 특히 다음과 같은 습관에 유의하자.

- 머리를 감을 때는 욕조에 머리를 숙이기보다는 샤워 중에 일어선 채로 감을 수 있도록 한다. 신체의 바른 정렬을 유지하기 위함이다.
- 목이 긴 청소기를 사용하여 청소할 때 몸을 앞으로 숙이지 않도록 한다.
- 어린 아이를 안거나 무거운 물건을 들 때는 가까이 다가가 허리를 곧게 편 채로 무릎을 굽혀 앉아 들도록 한다. 팔만이 아닌 몸 전체를 사용해야 한다는 사실을 명심한다.
- 앉은 상태에서 물건을 옮길 때 척추를 회전시키며 팔을 뻗는 동작은 되도록 피한다. 예를 들어 식탁 등에서 옆 사람에게 접시를 전달받을 때는 자리에서 일어나 가까이로 가 접시를 받은 뒤 자리로 돌아오면 된다. 이때 몸은 항상 정면을 향해 있어야 하고 팔은 살짝 굽힌 상태를 유지하도록 한다.
- 수면 시 엎드려 자지 않도록 한다. 엎드린 자세는 등과 허리를 과도하게 늘릴 위험이 있다. 가장 좋은 자세는 옆으로 눕는 것이고, 이때 다리 사이에는 쿠션을 끼우고 무릎은 굽혀 몸 쪽으로 살짝 당기도록 한다. 등을 대고 바로 눕는 자세일 때는 종아리 아래에 쿠션 등을 대면 좋다. 수면이야말로 신체를 회복시키는 데 없어서는 안 될 요소이며, 특히 자는 동안 척추 디스크 속 액체가 충전되어 다시 완충 역할을 할 수 있도록 준비되기도 하므로 바른 수면자세를 취하는 데 주의해야 한다.

앉은 자세에 주의하라

척추는 우리가 일어서 있을 때보다 앉아 있을 때 더 큰 긴장을 받기 마련이다. 특히 경추와 요추에 가장 큰 힘이 실린다.

뒷목의 긴장은 머리가 잘못된 위치에 있을 때 생기는 경우가 많다. 평균 무게가 무려 4kg에 달하는 인간의 머리가 앞으로 기울기 시작하면 두개골 밑에 위치해 머리를 받치는 역할을 하는 승모근이 과도한 힘을 받게 된다. 이 상태가 지속되면 목 근육에 경련이 일어나고 곧 어지러움과 두통이 생기기도 한다. 이런 문제와 관련해서는 14쪽*과 17쪽*의 운동을 참고하면 좋다.

앉은 자세를 긴 시간 유지하면 허리도 영향을 받게 되는데, 특히 척추 및 복부 근육들의 힘이 충분하지 않아 자세가 약화될 때 문제는 더욱 커진다. 결국 허리의 본래 곡선이 반대로 둥글게 말리는 현상이 나타나고, 그 결과 허리에 더 많은 힘이 실리게 된다. 게다가 다리를 꼬고 앉을 경우에는 골반이 뒤쪽으로 기울게 되므로 이러한 현상이 더 쉽게 나타난다. 허리 문제와 관련해서는 스트레칭 세트1·2(26~37쪽*)와 코어 운동(68~84쪽*)이 도움이 될 것이다.

만약 직업상 장시간 앉은 자세로 일을 해야 한다면 다음의 인체공학적 기준들을 고려하도록 하자.

- 반드시 팔걸이가 있는 의자를 사용한다. 팔을 팔걸이에 걸치면 어깨의 긴장도 풀리고, 신체의 하중 역시 분산시켜주는 효과가 있다.
- 등받이와 좌판에는 어느 정도의 굴곡이 있어야 한다. 특히 등받이의 형태는 허리 곡선(뒤쪽으로 살짝 굽어 있는)에 맞아야 하고, 좌판 역시 무릎이 자유롭게 움직일 수 있는 형태여야 한다.
- 컴퓨터 모니터는 목을 돌릴 필요가 없도록 몸의 정면에 위치해 있어야 하며, 충분한 거리(얼굴에서 60cm 정도)를 두고 떨어져 있어야 눈의 피로를 줄일 수 있다.
- 마지막으로, 척추 디스크가 재생할 수 있도록 주기적으로 휴식(2시간마다 5분 정도)을 취해야 한다는 것은 말할 것도 없이 중요한 사항이다.

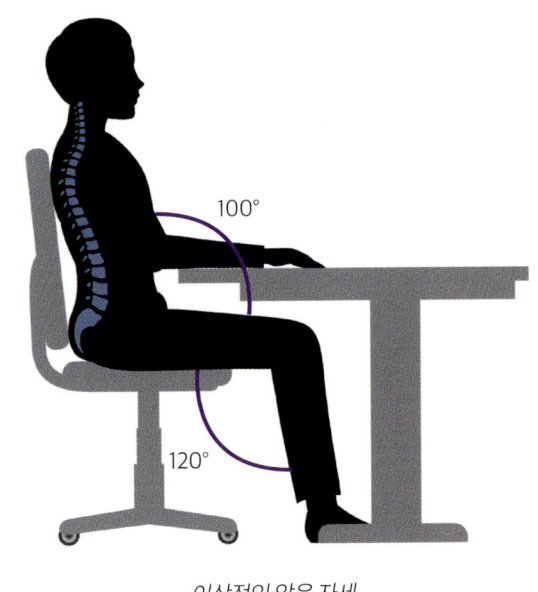

이상적인 앉은 자세

잘못된 체형 고치기

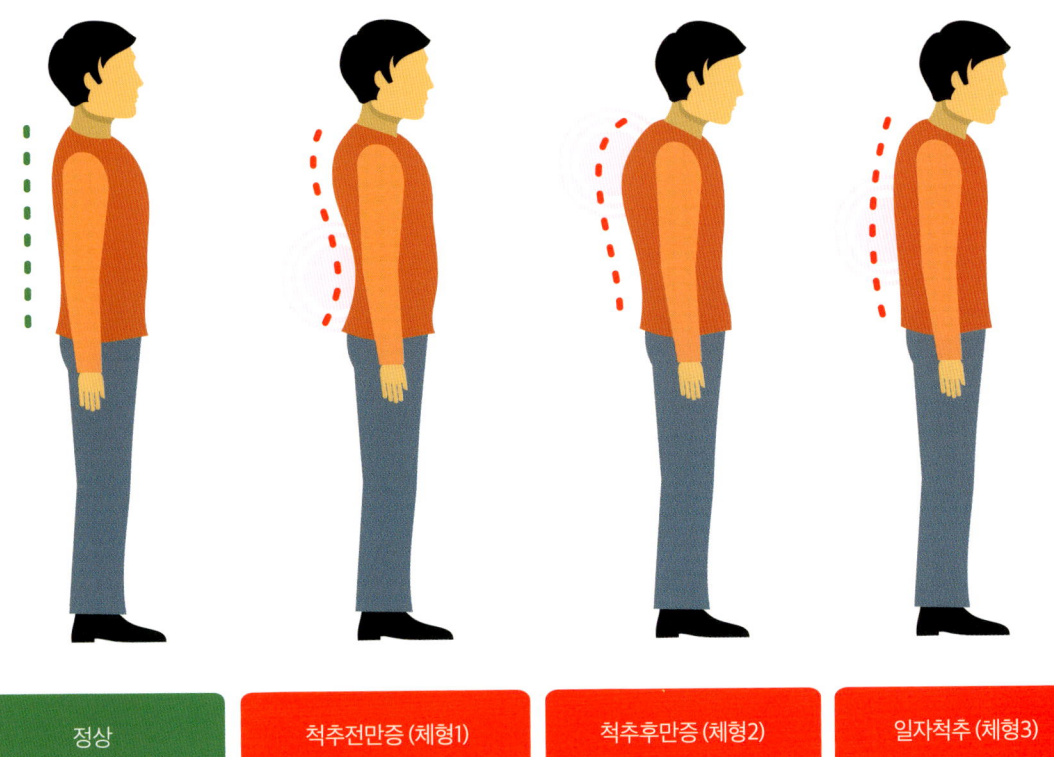

정상 | 척추전만증 (체형1) | 척추후만증 (체형2) | 일자척추 (체형3)

허리가 앞으로 휜 경우 (체형1)

우리 몸의 근육체계는 서로 연결되어 있어서 신체를 움직이게 할 뿐만 아니라 여러 관절의 안정성을 유지해주는 역할을 한다. 신체의 움직임은 주동근(움직임을 일으키는 근육)과 길항근(움직임을 억제하는 근육) 간의 상호작용으로 만들어지는데, 주동근이 수축하면 길항근은 이완하며 움직임을 억제하여 관절이 본래 상태를 유지할 수 있도록 해준다. 때로는 이러한 상호작용으로 움직임의 정확성과 범위가 조절되기도 한다.

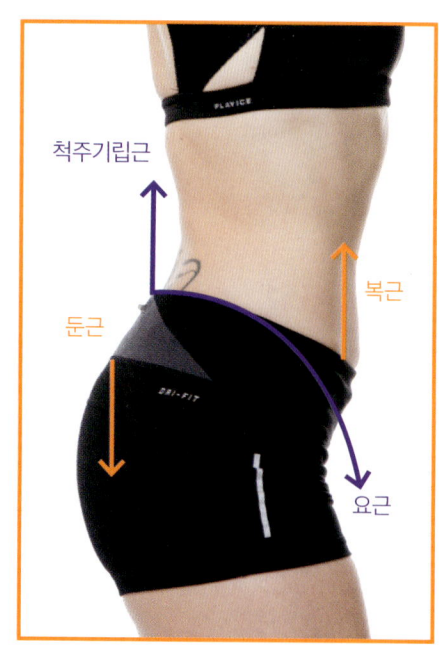

신체는 척추와 골반을 지탱하는 여러 근육군이 완벽한 균형을 이룰 때 바른 정렬 상태를 이룰 수 있다. 그런데 이런 균형은 잘못된 자세나 장시간 앉아 있는 생활방식으로 쉽게 무너지곤 한다. 특히 요추의 곡선이 과하게 휜 상태—즉, 요추과전만 체형—는 흔히 발생하는 척추변형 중 하나로, 만성적인 허리 통증을 유발하는 원인이 된다. 허리가 앞으로 휘면 요근과 척주기립근에 과도한 긴장이 생기고 이는 곧 복근과 둔근의 약화로 이어지기 때문이다.

요근은 요추와 대퇴부 상부를 연결하는 근육으로, 걷기나 달리기 또는 여러 복근운동 등 다리를 앞으로 뻗는 동작을 할 때 항상 사용되는 고관절 굴곡근이다. 요근이 수축되어 일어나는 만성적인 허리 통증을 완화하는 데는 누워서·서서·엎드려 발꿈치 당기기(31·52·58쪽*), 누워서 한쪽 무릎 당기기(28쪽*), 누워서 엉덩이 들기(38쪽*), 서서 골반 움직이기(53쪽*), 그리고 고전적인 동작인 한쪽 무릎 대고 다리 늘리기(56쪽*)가 도움이 된다.

척주기립근 이완을 위해서는 누워서 골반 움직이기(26쪽*), 스트레칭 세트1의 동작1~5(26~30쪽*), 누워서 몸 늘리기(36쪽*), 서서 상체 숙이기(46쪽*), 무릎 대고 엎드려 등 올리기(54쪽*), 무릎 꿇고 엎드리기(59쪽*)를 참고하도록 한다.

복근을 강화하는 운동으로는 2단계 운동의 동작28~35(68~74쪽*)이 있다.

등이 굽은 경우 (체형2)

인간의 신체 역시 중력의 법칙을 피할 수는 없다. 그래서 척추 근육들은 신체가 바른 정렬을 유지할 수 있도록 끊임없이 중력에 맞서고 있다(이러한 근육들을 '항중력근'이라고 부르는 것도 이 때문이다).

그런데 자세에 신경을 쓰지 않은 채 잘못된 자세를 장기간 반복하면 등이 점점 앞쪽으로 굽어 보기에도 좋지 않을뿐더러 제 기능을 하지 못하게 된다. 이 경우 흉부 근육이 수축되고 어깨는 안으로 말리게 되며 흉곽이 닫혀 호흡 문제로 이어지기도 한다.

또한 등이 굽으면 능형근이 약화되면서 양쪽의 견갑골이 척추 바깥쪽으로 점점 벌어지는 경향이 있는데, 3단계 운동의 등 운동 동작들(106~109쪽*)로 능형근을 강화하면 이를 막을 수 있다.

굽은 등을 교정할 때는 누워서 어깨 돌리기(32쪽*), 누워서 척추 비틀기(35쪽*), 양팔 바깥으로 밀어내기(41쪽*), 양팔 뒤로 모아 가슴 펴기(42쪽*), 짐볼에 양팔 올려 척추 늘리기(55쪽*)를 참고하면 좋다.

등이 일자인 경우 (체형3)

앞의 두 경우에 비해서는 드물긴 하지만 등이 일자가 되는 편평등 역시 각별한 주의가 필요하다. 척추는 올바른 곡선 형태를 유지하고 있어야 어떤 압력에도 버틸 수 있는 저항성과 유연성을 가질 수 있기 때문이다.

척추 전체, 특히 가장 큰 힘을 받는 요추 부분에 곡선 형태를 되찾아 주려면 체형1의 경우와는 반대로 요근을 강화해야 한다. 누운 상태에서 복근에 긴장을 유지한 채 허벅지를 직각으로 세우고 한쪽 또는 양쪽 무릎을 접어 올려 힘을 가하면 요근 강화에 도움이 된다.

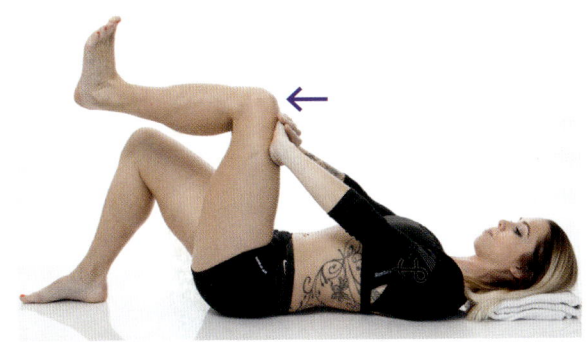 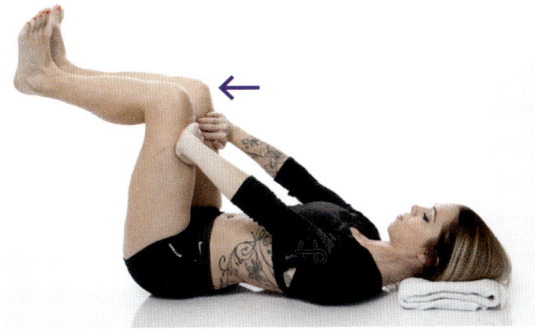

한쪽 무릎 누르기   양쪽 무릎 누르기

이와 함께 누워서 엉덩이 들기(38쪽*)와 같은 정적인 동작이나 엎드려서 하는 척추 운동(80~84쪽*)과 같은 역동적인 동작으로 척주기립근의 강화에도 주의를 기울여야 한다.

운동의 규칙

누구나 운동을 할 때는 바른 운동법으로 최대한의 효과를 얻기를 원할 것이다. 아래에 설명하고 있는 규칙들을 참고하여 운동 프로그램 짜는 법과 운동을 시작하는 법에 대해 살펴보도록 하자.

단계별 운동의 중요성

이 책에서 다루고 있는 운동 프로그램은 총 네 단계로 이루어져 있다. 만약 운동을 통해 계속적인 발전을 확인하고 싶다면 이 단계를 순서대로 실시해야 한다. 각 단계는 다음 단계를 시작하기 위한 준비 단계의 역할을 하며, 난이도를 점진적으로 높이는 방식으로 구성되어 있으므로 운동에 다양성을 부여하는 한편 몸이 받는 제약도 장기적으로 관리해줄 수 있기 때문이다. 우리 몸을 유지하는 근육들이 강화되고, 관절들이 유연해지며, 일상에서의 자세가 바르게 자리 잡기까지는 어느 정도 시간이 필요하기 마련이다. 그러므로 단편적인 동작 연습에 그치기보다는 각 단계의 운동을 개인의 속도에 맞추어 꾸준히 실시한 뒤 다음 단계로 넘어가도록 하자.

프로그램 구성하기

운동 시간

이 책의 운동 프로그램은 상황에 따라 시간을 조정해가며 운동해야 하는 사람들과 특히 홈트레이닝을 선호하는 사람들을 중심으로 구성되어 있다. 따라서 여기서의 프로그램을 기준으로 한다면 운동하기 좋은 시간대는 특별히 존재하지 않는다고 봐도 무방하다. 아침에 일어나서 스트레칭 동작으로 굳은 몸을 풀어주고, 저녁에는 유산소 운동으로 스트레스를 배출해 보다 편안하게 하루를 마무리해도 좋을 것이다.

만약 시간이 넉넉하지 않다면 운동시간을 세션당 10~15분 정도로 줄이거나 한두 가지 동작만 집중적으로 실시하는 대신 주말에 운동량을 늘리는 것으로 조정할 수도 있다. 또한 과로 등으로 몸이 지쳐 있을 때는 허리의 긴장을 풀어줄 스트레칭 운동을 해주는 것이 좋다.

준비물

- 소음이 없고 여유 공간이 충분한 장소를 선택해 운동에 완전히 집중할 수 있도록 한다.
- 자유롭게 동작할 수 있도록 편안한 복장을 준비한다.
- 스트레칭 운동은 맨발로 해도 무관하지만, 유산소 운동의 경우 돈을 들여서라도 충격 흡수 기능이 있는 운동화를 준비하기를 권한다. 이런 신발을 신어야 허리와 무릎이 받는 충격을 크게 줄일 수 있기 때문이다. 근육 운동의 경우 초반에는 안정적인 자세로 운동할 수 있도록 신발을 신어야 하지만, 충분히 익숙해진 뒤에는 신발을 벗고 운동하거나 오히려 균형감각을 키우기 위해 맨발로 쿠션 등 불안정한 지지대 위에서 운동을 실시할 수도 있다.
- 누워서 하는 동작에서는 미끄럼 방지 처리가 된 두꺼운 매트를 사용하고, 특히 경추를 보호할 수 있도록 작은 쿠션 등을 준비하도록 한다.
- 유산소 운동을 위한 기구는 실내용 자전거, 스텝박스, 줄넘기 등이면 충분하다.
- 보다 많은 동기를 부여받고 활기차게 운동에 임하고자 한다면 운동 중에 사용할 음악을 준비하면 좋다. 취향에 따라 빠른 노래도 좋고 느린 노래도 좋다.

워밍업과 쿨다운

각 세션을 시작할 때와 마칠 때는 반드시 워밍업과 쿨다운 단계를 거쳐야 한다.

워밍업

운동을 시작하기 전에 가벼운 워밍업 운동으로 먼저 몸의 온도를 올려주면 신체가 미리 힘을 쓸 준비를 하기 시작하므로 운동에 도움이 된다. 또한 근육의 효율도 높아질 뿐만 아니라 부상 위험도 줄어드는 효과가 있다.

- 양팔을 흔들며 빠른 걸음으로 10분 동안 걷는다. 걸은 뒤에는 2~6층 정도의 계단을 오르는 것으로 마무리해도 좋다.
- 실내용 자전거(혹은 좌식사이클)의 속도와 강도를 조금씩 높이며 탄다.
- 스텝박스에 오르기-내려가기를 반복한다. 스텝박스 대신 계단을 활용해도 좋다. 가벼운 걸음이라도 규칙적으로 실시하면 심박수가 올라가 몸을 데워주는 데 효과적이다.
- 줄넘기는 호흡과 몸 전체의 연결에 도움을 주는 좋은 운동이다. 단, 이미 허리 통증이 있는 경우에는 주의해야 할 필요가 있다.

준비 운동 단계에서도 스트레칭이 필요할까?

이 문제는 곧잘 논란이 되는 질문 중 하나인데, 실제로 전문가들도 서로 상반된 답을 내놓곤 한다. 개인적으로는 준비 단계에 스트레칭을 포함시키기를 권하는 편인데, 다만 너무 긴 시간을 투자하지 않도록 해야 하며 뒤에 이어질 본 운동에 따라 스트레칭 종류를 조정해야 할 필요는 있다.

예를 들어 본 운동이 허벅지나 등을 위한 근육 운동이라면 운동 전에 1단계의 세트5 중 동작20~22를 짧게(10~15초 정도) 실시해주면 좋고, 여기에 세트1의 동작17~19를 더해도 도움이 된다. 복근 운동의 준비 단계라면 세트1의 동작1~4로 허리를 미리 풀어주면 효과적이다.

이러한 스트레칭 단계는 우선 운동을 시작하기 전에 근육이 얼마나 굳어 있는지를 확인할 수 있게 해줄 뿐 아니라, 근섬유를 살짝 이완시켜 앞으로 하게 될 동작이나 자세를 더욱 정확하게 실시할 수 있도록 도와줄 것이다.

쿨다운

유산소 운동에서는 운동 강도를 조금씩 줄여 높아졌던 심박수를 점차 낮춰주고, 근육 운동에서는 부드러운 스트레칭 동작들로 운동을 마무리해야 한다. (60~65쪽*의 1단계 운동, 85~95쪽*의 2단계 운동 참고)

바른 운동법이란

느린 속도, 보통 속도

아직까지도 많은 사람들이 빠르기만 하고 정확하지 않은 동작으로 복근 운동을 하거나 호흡을 무시한 채 반동을 이용하는 잘못된 스트레칭 운동을 하곤 한다.

그러나 운동의 종류에 상관없이 정확한 동작을 느린 속도로 실시하는 것은 운동에 더욱 집중할 수 있게 해주고, 잘못된 부분이 있을 경우 이를 계속 고쳐가며 바른 동작을 할 수 있게 해준다. 이렇게 운동해야 가장 큰 효과를 얻을 수 있으며 부상 위험도 낮출 수 있다. 또한 운동 속도를 늦춘다면 반복 횟수는 줄어들지라도 운동 강도는 더 높아지게 된다.

근육 운동의 경우 몸을 수축시키거나 이완시키는 각 동작의 구간마다 넷을 세는 느린 속도 또는 둘을 세는 보통 속도로 운동하면 좋다. (85~95쪽*의 2단계 운동-1·2주차 프로그램 참고)

동적인 운동, 정적인 운동

이 책에서 소개하고 있는 근육 운동의 경우 몸의 가동범위를 최대로 가정하고 있으나 실제로는 각 개인의 건강이나 관절 상태에 따라 다를 것이다. 그러므로 운동의 강도를 늘리고 싶다면 느린 속도 혹은 보통 속도로 하는 동적인 동작 끝에 몸을 일으키거나 낮춘 자세로 10~30초간 유지하는 정적인 동작을 추가하면 효과적이다. (90~95쪽*의 2단계 운동-3·4주차 프로그램 및 119~121쪽*의 3단계 운동-1주차-세션1·3 참고)

또한 느린 속도 혹은 보통 속도의 동적인 운동과 정적인 운동을 섞어서 프로그램을 구성하는 것도 좋은 방법이다. (122쪽*의 3단계 운동-1주차-세션4, 123~126쪽*의 3단계 운동-2주차 프로그램, 139~142쪽*의 4단계 운동-세션1·3 참고)

동작에 따른 호흡법

호흡은 운동을 하는 데 있어 근본적으로 가장 중요한 요소 중 하나이다. 숨을 들이마실 때 근육에 산소를 전달해 근육이 움직일 수 있도록 하고, 숨을 내뱉을 때는 신체에서 생기는 독소들을 배출해주는 역할을 하기 때문이다.

물론 유산소 운동, 근육 운동, 스트레칭, 휴식 등 운동의 종류에 따라 적절한 호흡의 속도와 정도는 차이가 있기 마련이다. 예를 들어 호흡이 계속 유지되어야 하는 유산소 운동의 경우 숨을 들이마시면서 두세 걸음을 걷고 다시 내뱉으면서 세 걸음을 걸으라고 권장하곤 한다. 하지만 모든 것은 운동을 하는 각 개인에게 달려 있으며, 권장하는 호흡법이 자기 자신에게 잘 맞는지 확인하는 것이 중요하다.

스트레칭 운동에서는 다음의 규칙들을 기억하고 침착하게 심호흡할 수 있도록 한다.

- 기본자세에서는 코로 숨을 깊게 들이마신다.
- 몸을 이완시킬 때는 숨을 길게 내뱉는데, 마지막에 복부에 힘을 주어 복횡근(복부의 가장 안쪽에 있는 근육)을 자극하고 움직임의 가동범위를 넓힐 수 있도록 한다.
- 한 자세를 유지할 때는 숨소리에 귀를 기울이며 심호흡한다.

근육 운동의 호흡법은 간단한데, 근육을 이완시킬 때는 숨을 들이마시고 근육을 수축할 때는 숨을 내뱉으며 힘을 주면 된다. 숨을 마실 때보다 내쉴 때 더 많은 힘이 생기기 때문이다.

한편 코어를 단련하기 위한 버티기 동작에서는 호흡이 흐트러지지 않도록 주의해야 한다. 호흡이 흐트러지면 몸의 긴장 역시 떨어지기 때문이다. 여기서는 둘을 세면서 숨을 들이마시고 셋을 세면서 내뱉는 호흡을 규칙적으로 반복하도록 한다.

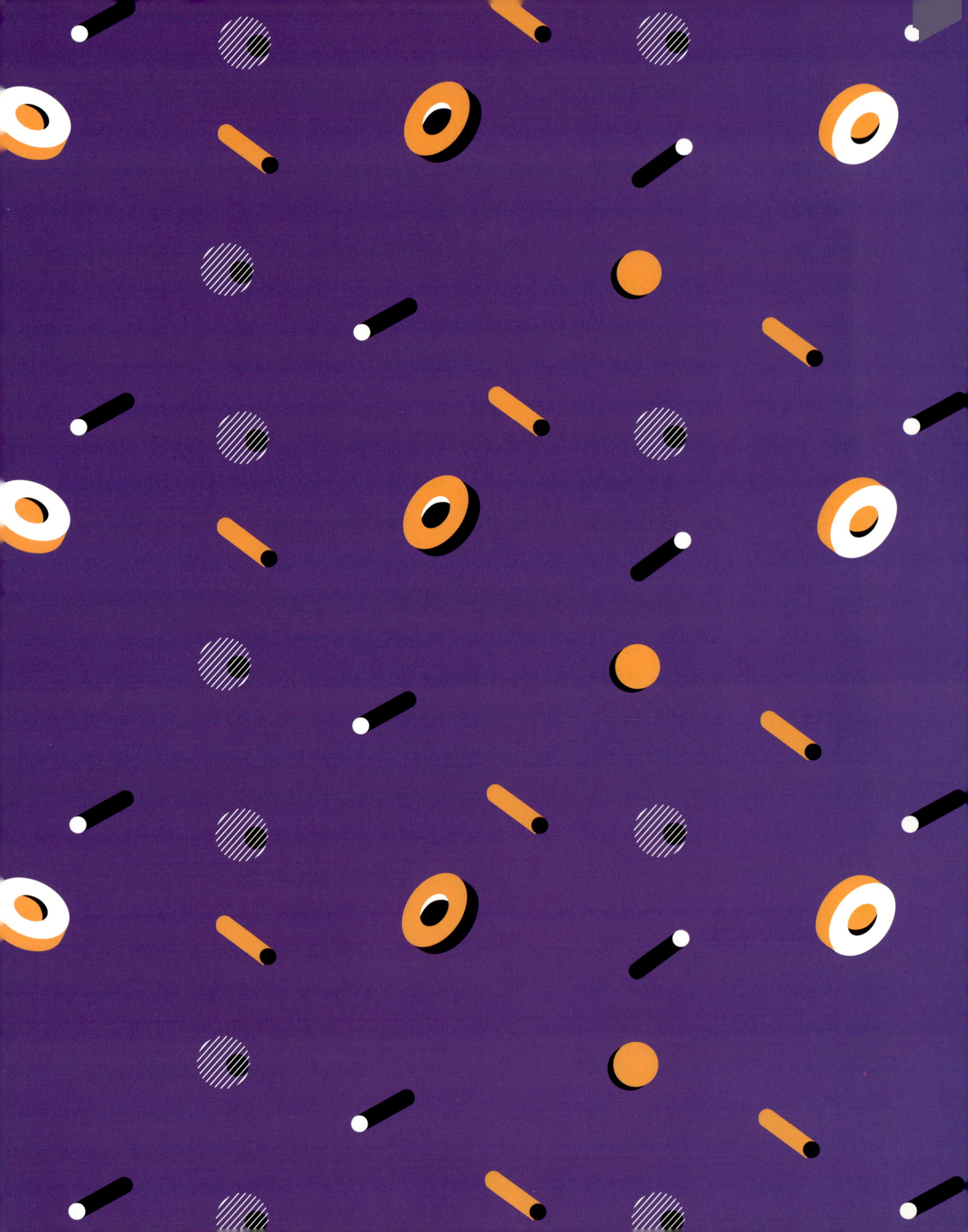

2 단계별 운동 프로그램

1단계 : 부드럽게 몸 풀기	**24**
2단계 : 코어 힘 기르기	**66**
3단계 : 허벅지·등·척추 운동	**96**
4단계 : 전신 운동	**127**

1단계 - 부드럽게 몸 풀기

1단계 운동은 목덜미, 어깨, 척추, 골반, 뒷허벅지 등 **쉽게 굳어 버리는 신체 부위들을 풀어주는 것**을 목표로 한다. 우리 몸은 긴 시간 움직이지 않은 채로 굳어 버리면 근육은 유연성을 잃고 관절의 가동범위도 줄어들게 된다. 그러면 몸의 움직임 자체가 비효율적으로 바뀌고, 자세 역시 영향을 받아 위축되기 마련이다.

그러므로 이번 단계에서 소개하고 있는 목표가 확실하면서도 격하지 않은 운동들을 따라간다면 신체의 유연성과 운동성을 되찾고 다음 단계를 준비하기 위해 필요한 충분한 에너지를 얻을 수 있을 것이다. 여기에는 스트레칭과 함께 심폐지구력을 높여줄 **유산소 운동**도 포함되어 있다. 유산소 운동은 특히 호흡을 개선시킬 뿐 아니라 요통을 심화시키는 원인이기도 한 체중을 조절할 수 있게 해주는 필수적인 운동이다. 11쪽*에서 소개하고 있는 효과적인 카디오 트레이닝을 참고하면 좋다.

스트레칭 운동은 아침에 일어나자마자 바로 할 수 있는 운동들로, 몸의 가동범위를 넘어서지 않는 선에서만 조심해서 한다면 워밍업 단계도 따로 필요하지 않다. 단, 근육 세포와 나란히 자리 잡고 있는 신경근방추가 반사적 수축(신전반사)를 일으킬 수 있으므로 모든 동작들이 반드시 느린 속도로 부드럽게 이루어져야 한다. 특히 몸을 늘리는 동작에서는 근육과 신경이 잘 이완될 수 있도록 차분하게 심호흡을 하며 움직이도록 한다.

여기서 소개하는 운동들은 모두 허리 건강에 도움을 주는 동작들로, 각각 중요한 역할을 하고 있다. 예를 들어 단순해 보이는 **누워서 골반 움직이기**(세트1의 동작1)는 골반과 허리가 부드럽게 연결될 수 있도록 도와주는 역할을 하며, 숨을 길게 내쉬는 동작은 **복부의 가장 안쪽에 위치한 복횡근**에 자극을 주는 효과가 있다. 또한 기본동작을 충분히 익힌 뒤에는 응용동작을 활용하면 좋다. **세트1의 동작2~4는 허리를 이완시키는 운동**으로, 한쪽 또는 양쪽 무릎을 가슴 쪽으로 당기면서 숨을 내쉴 때 복근에 힘을 주는 것을 잊지 않도록 주의해야 한다.

세트2의 첫 번째 동작인 동작7은 어깨의 회전근 운동으로 앞어깨를 풀어주는 데 도움이 된다. 특히 앞어깨는 쉽게 안쪽으로 말리곤 하는데, 이대로 굳어지면 구부정한 자세를 만드는 주된 원인이 된다.

누워서 엉덩이 들기(세트3의 동작11)는 잘 알려져 있는 요가 동작을 보다 쉽게 바꾼 운동으로, 정확하게만 운동한다면 요근에 자극을 주어 허리관절을 유연하게 해주고 척추 신근을 서서히 강화시키는 등 다양한 효과를 볼 수 있다.

한편 요근의 **과도한 긴장 상태**는 허리 통증을 유발하는 가장 흔한 원인 중 하나이므로 요근에 많은 긴장이 실리지 않도록 조심해야 한다. 대표적으로는 오랜 시간 걷거나 앉아 있는 경우, 혹은 다리를 움직이며 하는 복근 운동 등을 원인으로 꼽을 수 있는데, 이럴 때는 주의를 기울여 틈틈이 **한쪽 무릎 대고 다리 늘리기** 또는 **엎드려 발목 당기기**(57~58쪽*)을 활용해 요근을 이완시켜줄 필요가 있다.

세트2의 첫 번째 동작인 동작7은 어깨의 회전근 운동으로 앞어깨를 풀어주는 데 도움이 된다. 특히 앞어깨는 쉽게 안쪽으로 말리곤 하는데, 이대로 굳어지면 구부정한 자세를 만드는 주된 원인이 된다.

누워서 엉덩이 들기(세트3의 동작11)는 잘 알려져 있는 요가 동작을 보다 쉽게 바꾼 운동으로, 정확하게만 운동한다면 요근에 자극을 주어 허리관절을 유연하게 해주고 척추 신근을 서서히 강화시키는 등 다양한 효과를 볼 수 있다.

한편 요근의 과도한 긴장 상태는 허리 통증을 유발하는 가장 흔한 원인 중 하나이므로 요근에 많은 긴장이 실리지 않도록 조심해야 한다. 대표적으로는 오랜 시간 걷거나 앉아 있는 경우, 혹은 다리를 움직이며 하는 복근 운동 등을 원인으로 꼽을 수 있는데, 이럴 때는 주의를 기울여 틈틈이 한쪽 무릎 대고 다리 늘리기 또는 엎드려 발목 당기기(57~58쪽*)을 활용해 요근을 이완시켜줄 필요가 있다.

몸 풀기 운동
세트1
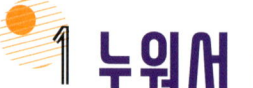 1 누워서 골반 움직이기

간단하면서도 허리에는 아주 좋은 운동으로,
특히 요추의 곡선이 과도하게 휘어진 경우에도 큰 효과를 볼 수 있다.

1 등을 대고 누운 상태로 발꿈치는 엉덩이 쪽으로 당긴다. 팔은 상체 옆으로 뻗어 손바닥이 하늘을 향하도록 둔다. 경추와 요추에 해당하는 목덜미와 허리가 바닥에서 살짝 떨어져 있는 상태, 즉 척추의 중립 상태를 최대한 유지해야 한다. 이를 위해서는 턱 끝을 가슴 쪽으로 살짝 당겨주고 복부에도 가볍게 힘을 줘 경추와 요추가 곡선을 유지하도록 한다.

2 배를 부풀리며 코로 숨을 들이마신 뒤 입으로 숨을 내뱉는다. 단, 숨을 내뱉을 때는 호흡량을 조절하기 위해 입을 너무 크게 벌리지 않도록 주의한다.

3 숨을 내쉬면서 골반을 뒤쪽으로 기울여 요추의 곡선이 줄어들도록 한다.

4 숨을 다 내쉰 뒤에는 바로(2~3초 내에) 배를 원래 상태로 만들어준다. 이때 복부의 가장 안쪽에 위치한 복횡근이 수축하는 느낌이 들어야 한다.

5 복부의 긴장을 풀고 다시 처음부터 호흡한다.

💮 숨을 내뱉는 시간을 늘려가며 **5~10회 반복**한다. 목덜미와 어깨에 힘이 들어가지 않도록 유의한다.

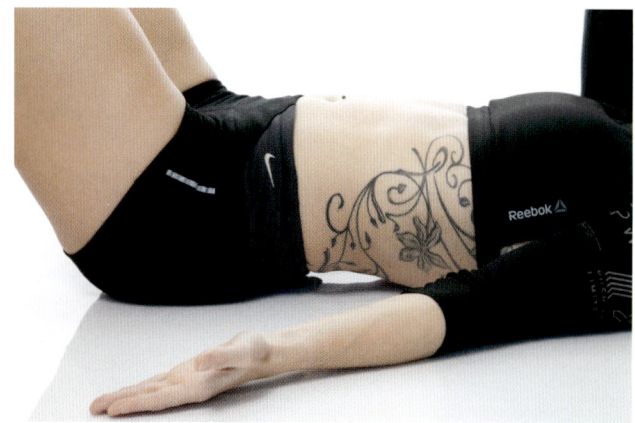 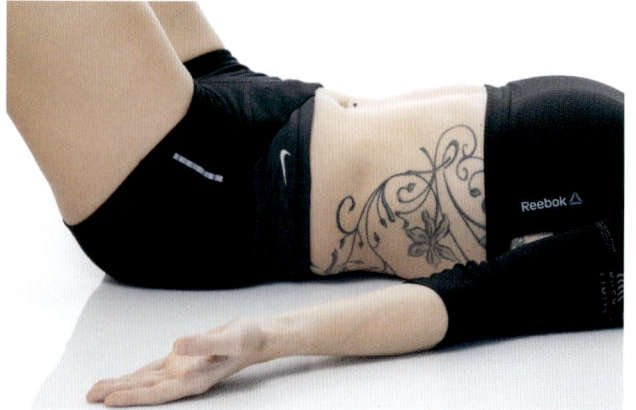

응용동작

팔이나 다리의 위치를 바꿔가며 다양한 자세를 취해주는 것만으로도 골반 운동을 심화시킬 수 있다.

1 한쪽 무릎 접고 골반 움직이기

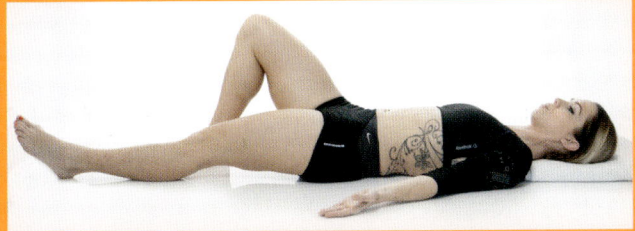

2 양쪽 무릎 펴고 골반 움직이기

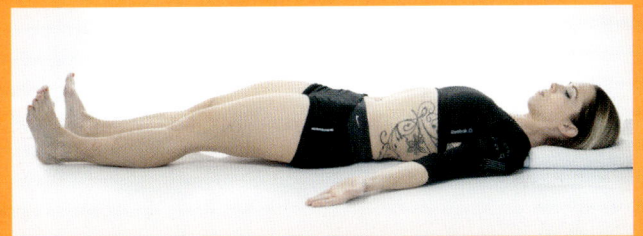

3 양쪽 무릎 접고 양팔 올려 골반 움직이기

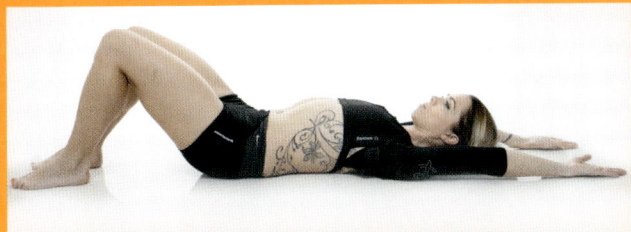

4 한쪽 무릎 접고 양팔 올려 골반 움직이기

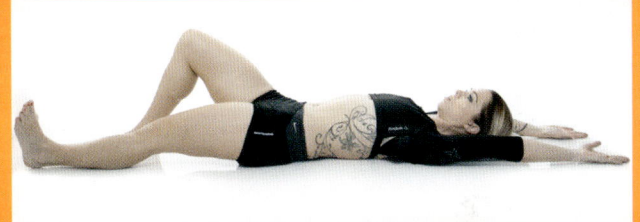

5 양쪽 무릎 펴고 양팔 올려 골반 움직이기

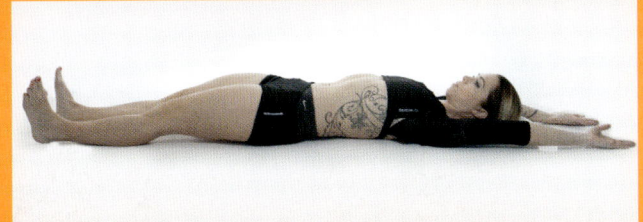

2 누워서 한쪽 무릎 당기기

보기에는 간단해보일 수 있지만 호흡을 정확하게 지키고 복근에 충분히 힘을 주면서 한다면 허리 개선에 큰 도움이 될 것이다.

1 등을 대고 누운 상태로 양손으로 오른쪽 무릎을 잡고 오른쪽 엉덩이가 살짝 들리는 느낌이 들 때까지 무릎을 가슴 쪽으로 천천히 끌어당긴다.

2 무릎을 당기면서 숨을 깊게 내쉬는데, 이때 아래쪽 복근에 가볍게 힘을 준다.

● 숨을 들이쉬며 **무릎에 가한 압박을 풀어준다**. 압박을 푸는 것까지 포함해 4회 반복한 뒤 왼쪽 무릎으로도 똑같이 반복한다.

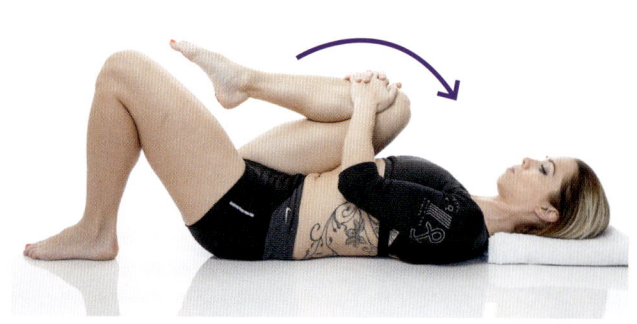

3 누워서 양쪽 무릎 당기기

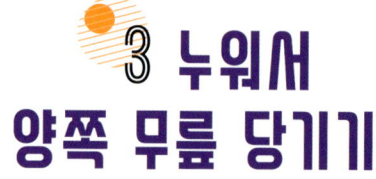

엉덩이가 살짝 들릴 때까지 양쪽 무릎을 당기는 운동으로, 일상생활 속에서 허리에 가해진 부담을 풀어주는 데 많은 도움이 된다.

1 등을 대고 누운 상태로 무릎을 하나씩 가슴 쪽으로 끌어당긴다. 양 무릎의 바깥쪽을 손으로 잡고 균형을 잡는다.

2 숨을 깊게 들이마시고 다시 내쉬면서 손에 힘을 주어 양쪽 무릎을 가볍게 눌러준다. 이때 복근 아래쪽에 살짝 힘을 준다.

3 엉덩이가 바닥에 닿지 않은 상태를 유지하며 둘을 센 뒤 천천히 손에 힘을 빼고 원래 자세로 돌아간다.

● **3~5회씩 한 세트**를 실시하고 발을 하나씩 바닥에 내려놓는다. 30초간 긴장을 풀어준 뒤 다시 1~2세트 반복한다.

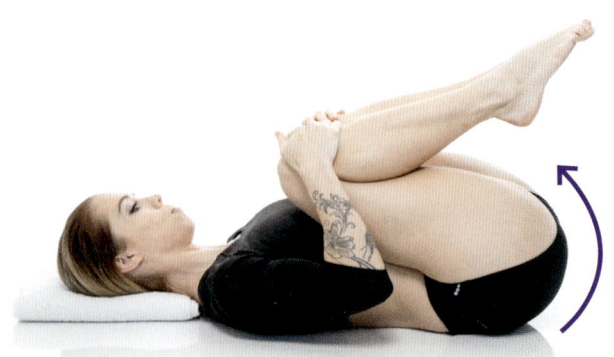

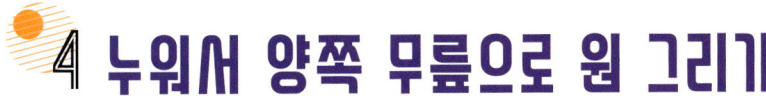 누워서 양쪽 무릎으로 원 그리기

전체적으로 최대한 천천히 움직여야 하며,
양 무릎이 배꼽보다 위로 올라왔을 때 허리가 바닥을 누르는 느낌이 충분히 들어야 한다.

1 동작1의 처음 자세를 취한 뒤, 무릎을 한쪽씩 가슴 쪽으로 끌어당겨 양손으로 잡는다.

2 무릎을 모아 골반 앞쪽에서 둥글게 원을 그려준다. 이때 상반신과 어깨는 움직이지 않아야 한다.

3 호흡은 엉덩이가 살짝 들릴 때까지 무릎을 가슴 앞으로 당길 때 숨을 깊게 내쉬고, 다시 무릎을 밀어내면서 들이마신다.

4 이 동작은 허리의 긴장을 풀어주기 위한 것으로, 특히 작은 공을 허리 아래에 받쳐주면 효과를 더욱 극대화할 수 있다.

양손으로 무릎을 잡은 채 한 방향으로 **원을 열 번 그린 뒤**, 방향을 바꾸어 반대쪽으로 다시 열 번 반복한다.

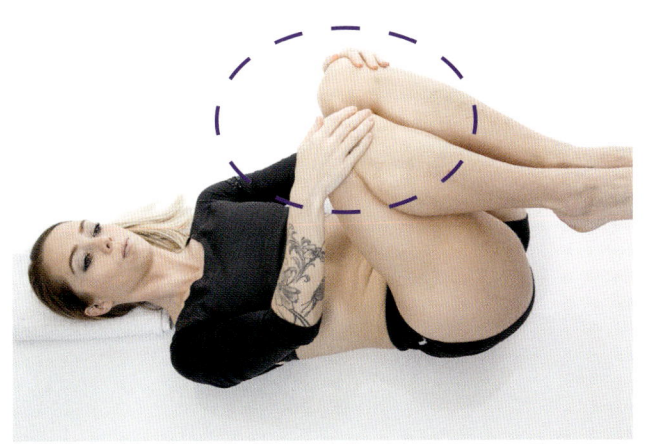

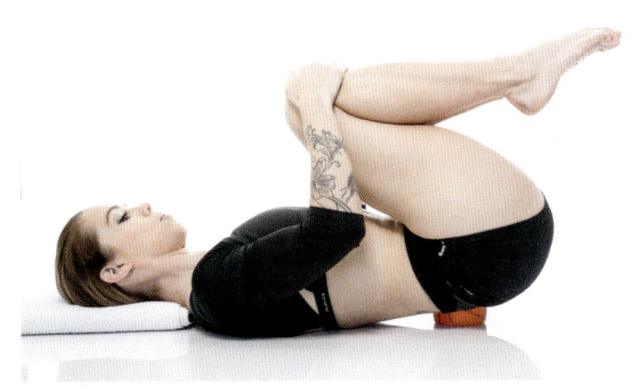

5 누워서 한쪽 다리 들기

한 자리에 장시간 앉아 있으면 허벅지 뒤쪽 근육(햄스트링)에 많은 긴장이 가해진다.
이는 골반의 균형에 악영향을 끼칠 수 있으며 갑작스러운 요통을 일으킬 수도 있다.
그럴 때는 간단한 스트레칭으로 이러한 위험을 예방할 수 있다.

1 등을 대고 누운 상태로 오른쪽 무릎 관절 뒤에 양손을 넣어 깍지를 낀다. 오른쪽 무릎은 허리 관절 위까지 당기고, 발꿈치는 엉덩이 앞으로 오게 하여 균형을 잡는다.

2 숨을 깊게 들이마신 뒤 다시 내쉬면서 오른쪽 다리를 뻗어 발끝을 최대한 높게 올려준다.

3 양손은 여전히 무릎 관절 뒤에 깍지를 낀 채로 유지하며 오른쪽 발끝을 내린다. 이 동작은 허벅지 뒤쪽과 종아리를 이완시키는 효과가 있다.

4 마지막으로 오른쪽 발꿈치를 다시 위로 뻗어 10초 동안 버틴 뒤 10초 동안 힘을 풀어준다. 같은 동작을 세 번 반복하는데, 이때 허벅지 앞쪽 근육(대퇴사두근)에 힘을 주는 것을 잊지 않는다.

5 오른쪽 발을 바닥에 완전히 내려놓은 뒤 왼쪽 무릎을 들어 동일하게 반복한다.

다리 한쪽당 2~3회씩 반복한다. 양손을 뻗어 무릎 뒤를 잡는 것 때문에 어깨에 너무 많은 힘이 들어간다면 높이를 조금 낮춰 허벅지 중간 정도를 잡아도 괜찮다.

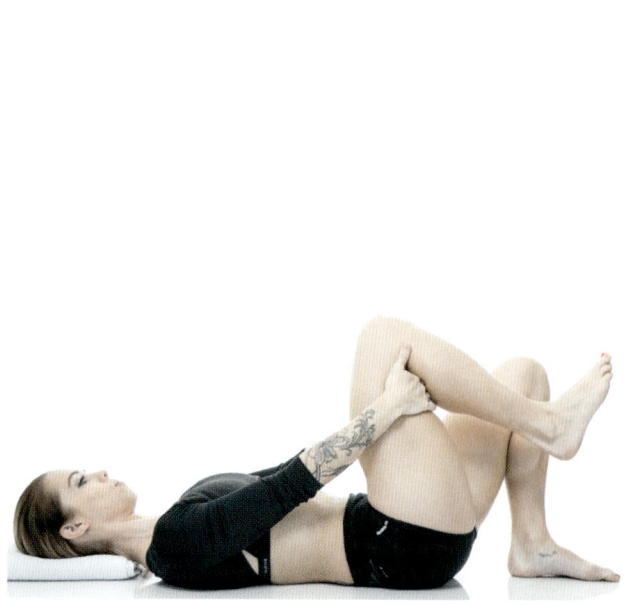
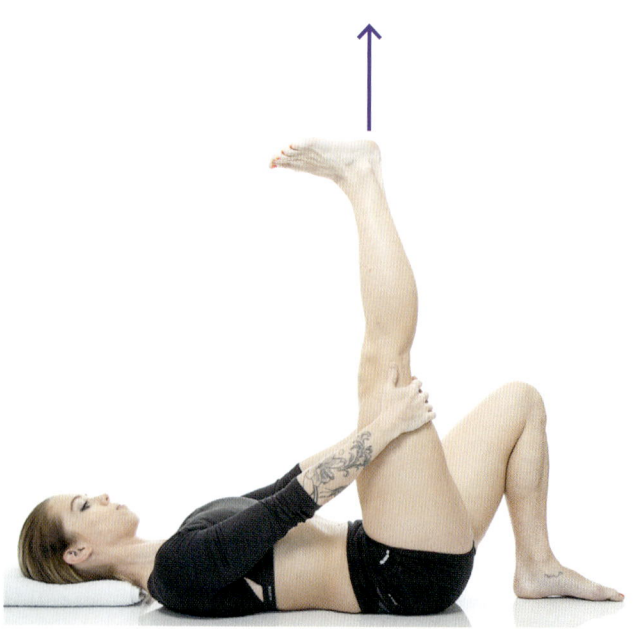

6 누워서 발꿈치 당기기

이 동작은 허벅지 앞쪽 근육과 요근의 긴장 상태를 풀어주는 데 필수적이다.
특히 요근은 요추와 대퇴골을 연결하는 근육인 만큼 수축될 경우
걷거나 달릴 때 보폭이 제한될 뿐 아니라 요추 전만을 심화시키는 등 요통의 원인이 될 수 있다.

1 등을 대고 누워 양 무릎을 가슴으로 당긴 상태에서 오른쪽으로 천천히 몸을 돌린다. 이때 오른팔로 머리를 받쳐 목을 보호하고, 왼손은 왼쪽 발목을 잡는다.

2 왼쪽 발꿈치를 엉덩이 쪽으로 천천히 끌어당겨 무릎과 허리관절이 일직선을 이루도록 한다. 무릎은 부채꼴 형태가 되어야 하고, 허벅지는 바닥과 평행해야 한다.

3 허벅지가 바닥과 평행하도록 주의하며 15~30초 동안 왼쪽 엉덩이에 강하게 힘을 주어 요근을 이완시킨 뒤 천천히 긴장을 풀어준다.

● 다리 한쪽당 30초~1분(혹은 그 이상)씩 **2~3회 반복**한다.

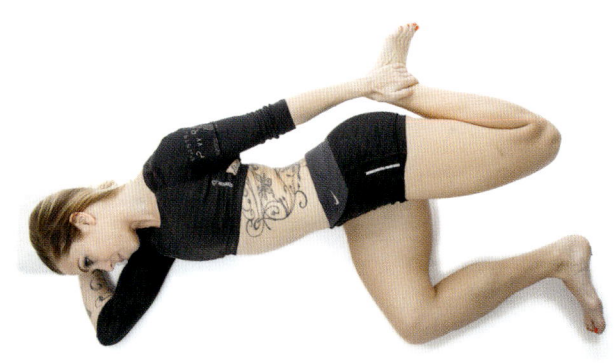

응용동작

수건이나 밴드를 사용하면 조금 더 쉽게 동작을 취할 수 있다.

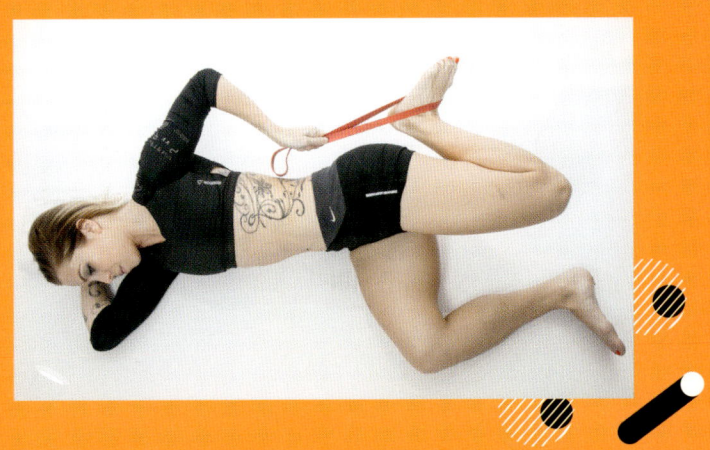

세트2

7 누워서 어깨 돌리기

앞어깨의 수축은 흔한 증상이지만 어깨가 앞쪽으로 말리면서 구부정한 체형이 될 경우 보기에도 좋지 않을뿐더러 호흡에도 영향을 줄 위험이 있다.

1 등을 대고 누운 상태에서 무릎을 세운다. 팔꿈치를 어깨 위 치로 올린 뒤 아래팔(전완부)을 직각으로 세워준다.

2 바닥에 닿을 때까지 아래팔을 천천히 뒤로 넘긴다.

3 손가락, 손목, 아래팔로 바닥을 지그시 눌러준다.

마지막 자세를 **30초~1분 동안 유지**한 뒤, 몸의 긴장을 완전히 풀어주고 다시 처음부터 1~2회 반복한다.

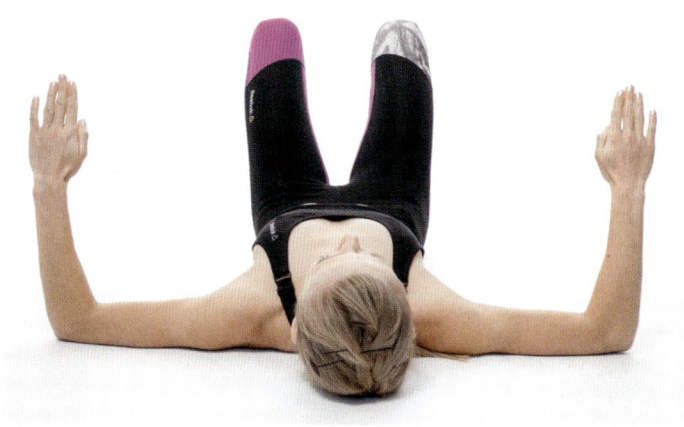

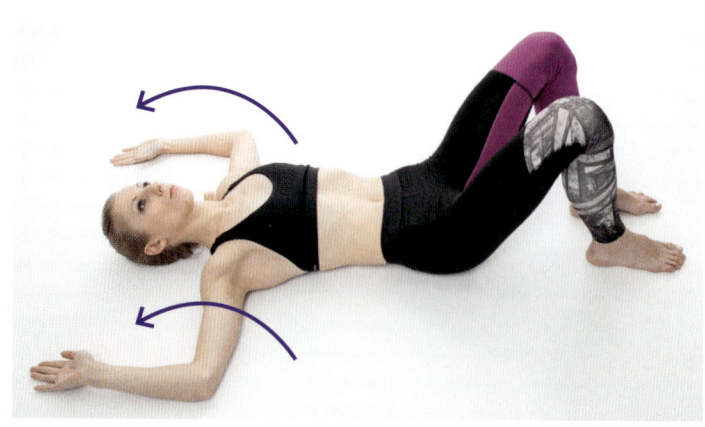

응용동작
허리 들고 어깨 돌리기

이 응용동작을 활용하면 운동을 더욱 심화시킬 수 있다.

1) 기본동작의 처음 자세를 취한다. 팔꿈치는 어깨선과 직각을 이루도록 하고, 발꿈치는 엉덩이 쪽으로 끌어당긴다.
2) 허리를 들어 무릎, 허리, 어깨가 일직선을 이루도록 한다. 이 상태에서는 양쪽 아래팔을 보다 쉽게 뒤로 넘길 수 있다.
3) 척추를 위에서부터 아래까지 둥글게 말면서 천천히 바닥으로 내려온다. 엉덩이가 마지막에 바닥에 닿을 때까지도 팔은 계속해서 직각 형태로 바닥에 붙인다. 이 동작에서는 복근에 힘을 주고 골반을 뒤쪽으로 기울여(후방경사) 척추가 구부러지도록 해야 한다.

● 허리를 든 자세를 30초~1분간 유지한 뒤 척추를 둥글게 말아주며 바닥으로 내려온다. 잠시 휴식한 뒤 2~3회 반복한다. 팔을 뒤로 넘겨 바닥에 붙인 뒤에는 허리를 들어 올린 상태로 유지하고, 바닥에 내려온 뒤에는 몸의 긴장을 완전히 풀어준 뒤에 처음부터 다시 시작해야 한다. 난이도를 높이려면 팔이 바닥에서 떨어지지 않도록 주의하며 허리의 높이를 더 낮춰볼 수 있다.

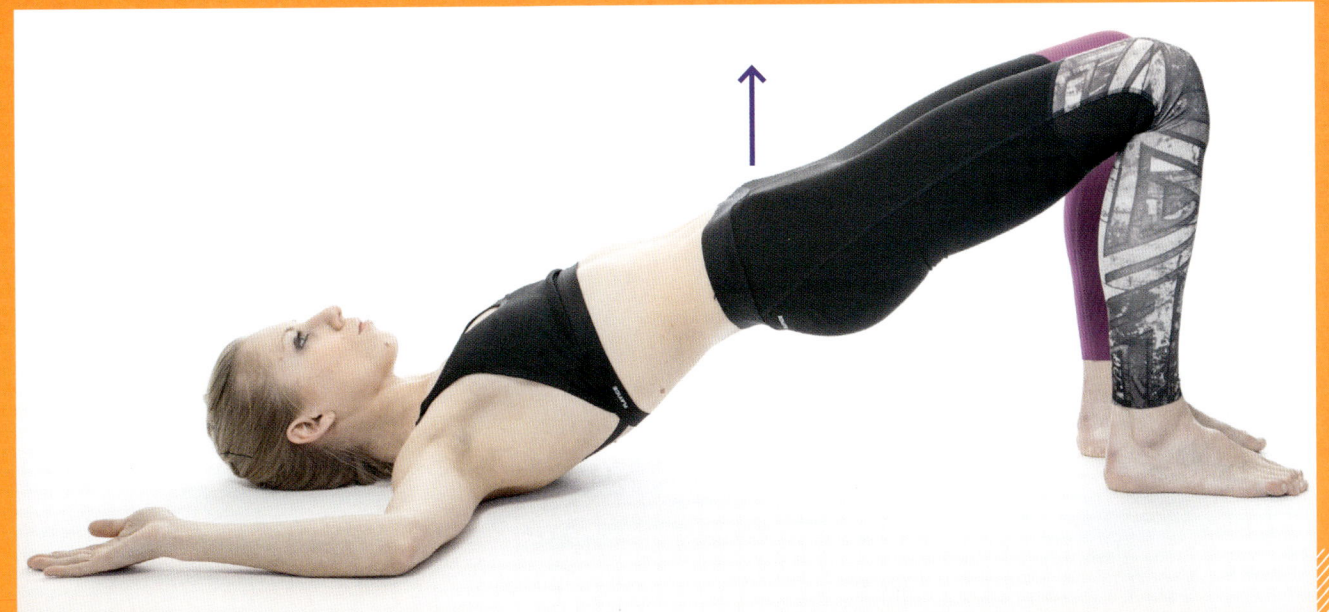

8 누워서 어깨 당기기

간단한 동작이지만 충분한 힘을 실어 팔을 세게 눌러준다면
어깨 뒤쪽을 효과적으로 풀어줄 수 있다.

1 등을 대고 누운 상태에서 양쪽 발바닥을 붙이고 무릎을 양쪽으로 벌린 뒤 천천히 내려 허벅지 안쪽의 근육들을 이완시킨다. 이렇게 무릎을 벌린 자세는 허리 곡선을 더욱 휘게 만들 수 있으므로 복근에 가볍게 힘을 주는 것을 잊지 않도록 한다.

2 오른쪽 팔을 가슴에 닿을 때까지 왼쪽으로 끌어당긴 뒤 왼쪽 손으로 오른팔의 삼두근과 어깨 부위를 눌러준다.

3 오른쪽 날개뼈가 들릴 정도로 왼손에 충분한 힘을 실어야 한다.

● 팔 한쪽당 **30초~1분간 유지**한 뒤 각각 1회씩 반복한다.

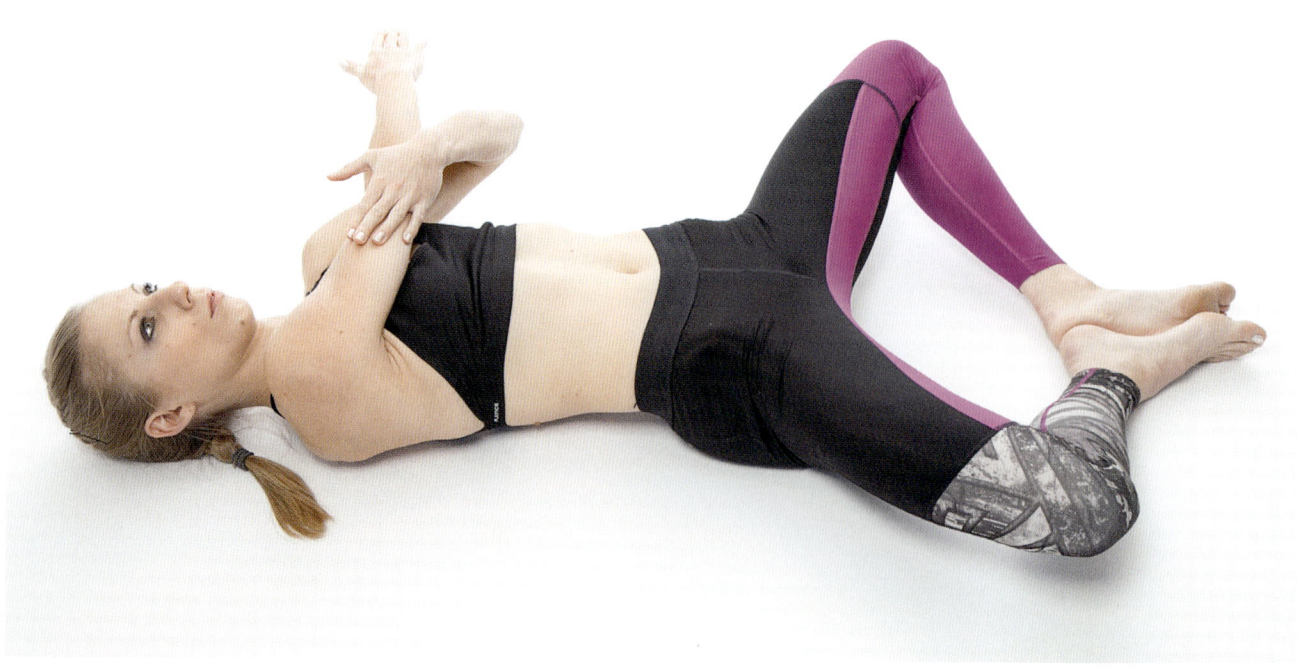

⑨ 누워서 척추 비틀기

앞의 두 동작과 마찬가지로 이번 동작 역시 어깨를 풀어주고 허리를 이완시키는 효과가 있다.
단, 여기서는 허리의 회전을 조절하기 위해 무릎을 받쳐줄 지지대가 필요하며
양쪽 어깨가 바닥에서 떨어지지 않도록 끊임없이 주의를 기울여야 한다.

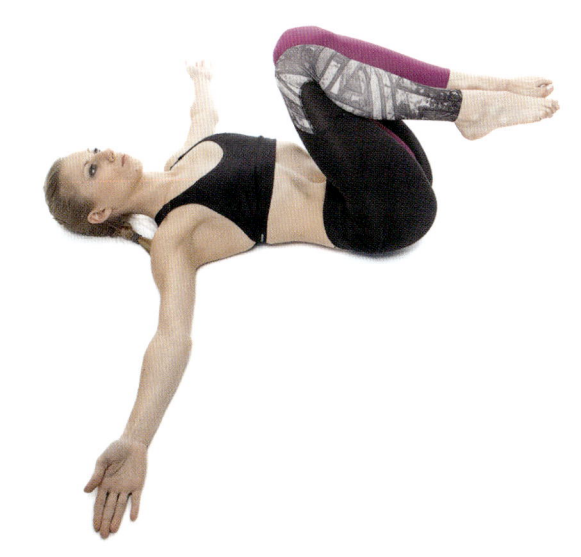

1 등을 대고 누운 상태에서 팔을 양쪽으로 뻗어준다. 무릎을 모아 가슴 쪽으로 당긴 뒤 무릎을 천천히 오른쪽으로 눕힌다. 양 무릎이 떨어지지 않도록 주의한다.

2 왼쪽 어깨가 들리기 직전에 멈춘다. 몸이 많이 굳어 있는 경우라면 무릎이 수직에서 45~60도 정도를 그릴 때쯤 어깨가 들리기 시작할 것이다.

3 허리의 불편을 줄이기 위해 무릎을 받칠 만한 지지대(접은 수건, 쿠션, 두꺼운 책 등)를 무릎 아래에 대준다. 침착하게 심호흡하며 자세를 유지한다.

4 무릎이 지지대 위에서 서로 떨어지지 않도록 주의하며 오른손으로 왼쪽 어깨를 눌러 이완시킨다.

마지막 자세를 30초~2분간 유지한 뒤 방향을 바꾸어 반복한다. 운동을 거듭할수록 어깨와 허리가 유연해지면서 무릎을 받치기 위해 필요한 지지대의 높이도 점점 낮아질 것이다.

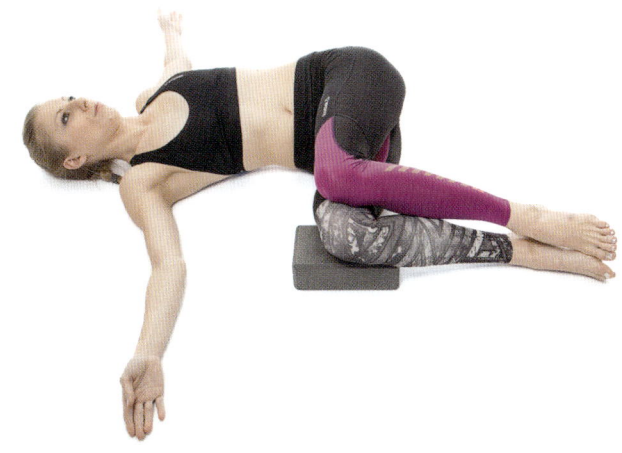

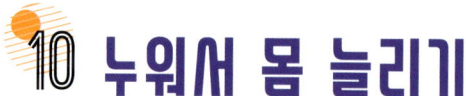
10 누워서 몸 늘리기

척추를 세로로 이완시키고 늑골 근육들을 부드럽게 풀어주기 위해 반드시 필요한 운동이다.

1 등을 대고 누워 양쪽 발꿈치를 엉덩이 쪽으로 당기고 양팔은 상체 옆으로 뻗어준다. 이 상태에서 무릎을 하나씩 펴고 양팔은 머리 위로 뻗어 상반신과 일직선을 이루도록 한다.

2 숨을 깊게 들이마신 뒤 손끝과 발꿈치를 위아래로 밀어내며 숨을 내뱉는다. 몸의 긴장을 잠시 풀어준 뒤 다시 양팔을 내려준다. 처음부터 10회 반복한다.

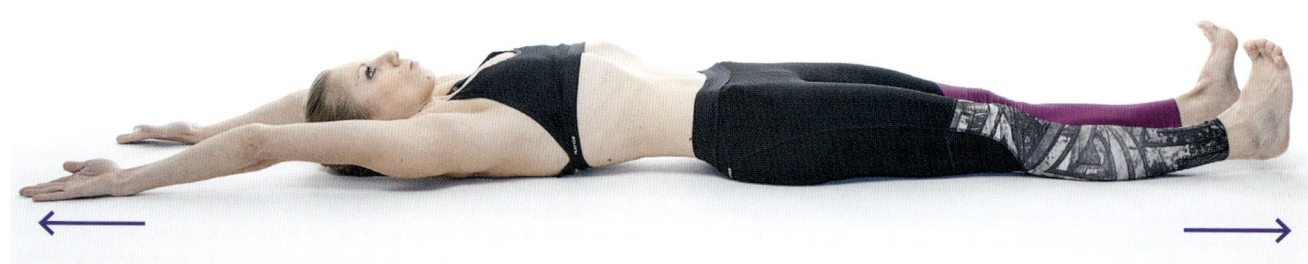

응용동작

1 대각선으로 몸 늘리기

1) 발꿈치는 엉덩이 쪽으로 당기고 팔은 상체 옆으로 뻗은 기본자세에서, 한쪽 다리를 펴 바닥에 붙여주고 반대쪽 팔을 머리 위로 뻗어 상반신과 일직선을 이루도록 한다.

2) 숨을 깊게 들이마신 뒤 뻗은 손끝과 발꿈치를 위아래로 밀어내며 숨을 내뱉는다. 몸의 긴장을 잠시 풀어준 뒤 3~5회 반복하고, 팔다리를 바꾸어 처음부터 반복한다.

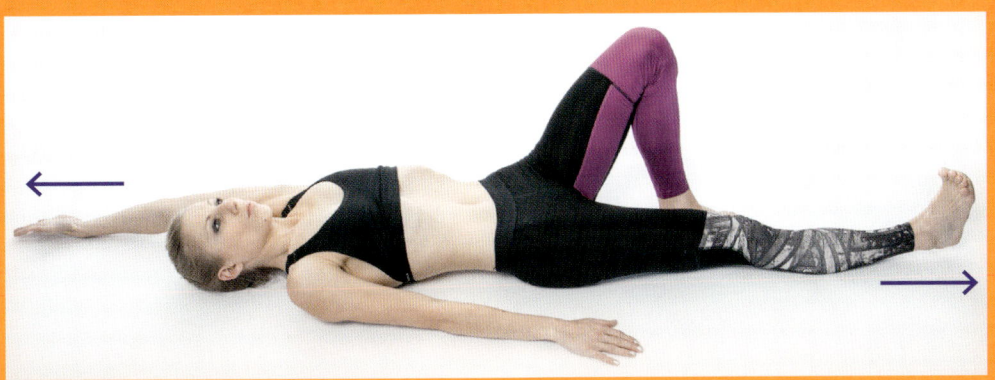

2 옆으로 기울여 몸 늘리기

이 응용동작은 바깥쪽 근육, 즉 요방형근, 복사근, 광배근, 척주기립근, 외전근, 대퇴근장막근 등을 풀어주는 운동이다.

1) 기본자세에서 양팔과 양다리를 완전히 뻗은 뒤 왼손으로 오른쪽 손목을 잡고 두 다리는 모두 왼쪽 방향으로 당겨준다.

2) 숨을 깊게 들이마신 뒤 왼손에 힘을 주는 동시에 오른쪽 발꿈치를 세게 밀어낸다.

3) 몸의 오른쪽 근육들을 세 번 이완시킨 뒤 다리를 처음 위치로 가져온다. 방향을 바꾸어 3회 반복한다.

●**다리를 처음 위치에 두고** 1~2분간 완전히 긴장을 풀어준 뒤 반복한다.

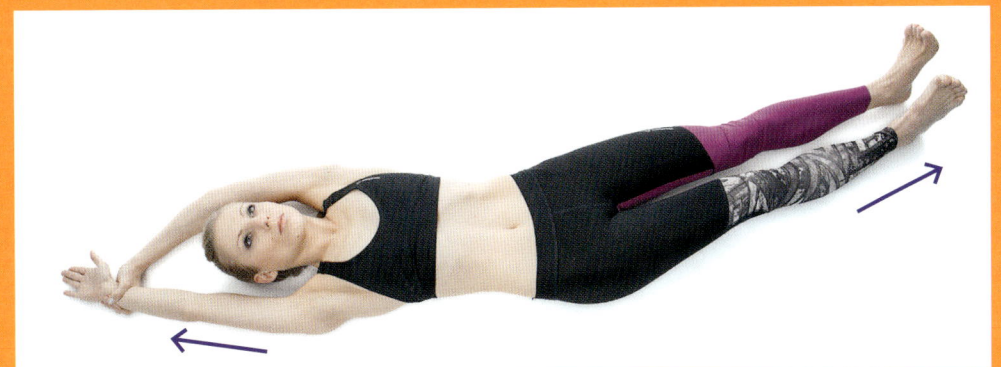

세트3

11 누워서 엉덩이 들기

허리 관절, 특히 요근을
부드럽게 풀어주는 이상적인 운동으로,
둔근에 강하게 힘을 주도록 한다.

1 등을 대고 누운 상태에서 양발을 골반 너비로 벌리고 발꿈치를 엉덩이 쪽으로 당긴다. 양팔은 가볍게 상체 옆에 뻗어주고 손바닥은 하늘을 향하도록 한다.

2 발바닥으로 바닥을 밀어내며 엉덩이를 들어 올린다. 무릎, 허리, 어깨가 일직선을 이루도록 한다.

3 허리를 들어 올린 자세를 유지하면서 엉덩이 근육을 강하게 조여 요근이 충분히 이완될 수 있도록 한다. 단, 양팔에는 힘이 들어가지 않도록 주의한다.

4 엉덩이의 힘을 풀고 복근에 힘을 주며 척추를 위에서부터 아래로 둥글게 말아주면서 바닥으로 내려와 처음 자세로 돌아간다. 동작2·3·12로 허리의 긴장을 풀어준다.

● **허리를 들어 올린 자세**를 30초부터 1~2분간 유지한다. 2~3회 반복한다.

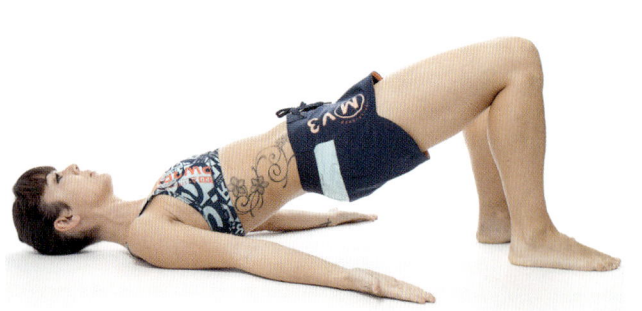

12 누워서 어깨 들고 무릎 당기기

경추부터 요추까지 척추 전체를
완전히 이완시켜주는 동작이다.

1 동작3의 기본자세를 취한다.

2 숨을 깊게 들이마신 후 내뱉으며 천천히 무릎을 누르며 당겨주고, 동시에 머리와 어깨를 들어 올린다.

3 다음에 주의하며 자세를 유지한다.

- 머리, 날개뼈, 엉덩이가 모두 바닥에 닿지 않아야 하며, 이는 곧 척추가 완전히 휘어 있어야 한다는 의미기도 하다.
- 이마를 무릎 쪽으로 끌어당긴다.
- 숨을 다 내뱉을 때쯤 복근에 힘을 준다.

● 자세를 유지한 채로 **3~5회 호흡**하고, 발을 하나씩 바닥에 내려놓은 뒤 어깨와 머리를 내려준다. 1~2회 반복한다.

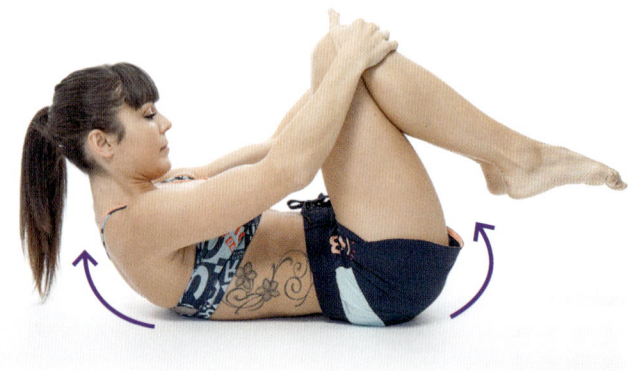

13 누워서 다리걸치기

이 동작은 하루를 시작하거나 마치면서, 또는 목욕을 마친 뒤에 하면 좋을 만한 부담 없는 운동으로, 특히 등에 간헐적인 통증이 있는 경우에 도움이 된다.

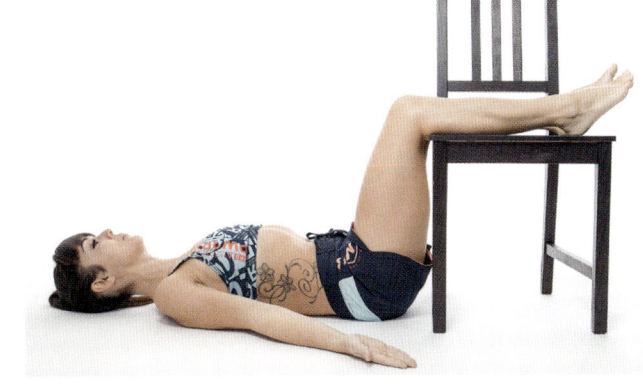

1 등을 대고 누운 상태에서 팔은 양쪽으로 가볍게 뻗고 손바닥은 하늘을 향하게 한다. 적당한 높이(짐볼, 의자, 침대 등)의 지지대 위에 양쪽 종아리를 올려 무릎이 직각을 이루도록 한다.

2 두 눈을 감고 조용하게 심호흡하며 머릿속을 비워준다.

3 이 상태로 동작1의 골반 움직이기 동작을 추가해도 좋다.

● **이 자세를 5~10분 동안 유지**한다.

응용동작
옆으로 누워 무릎 굽히기

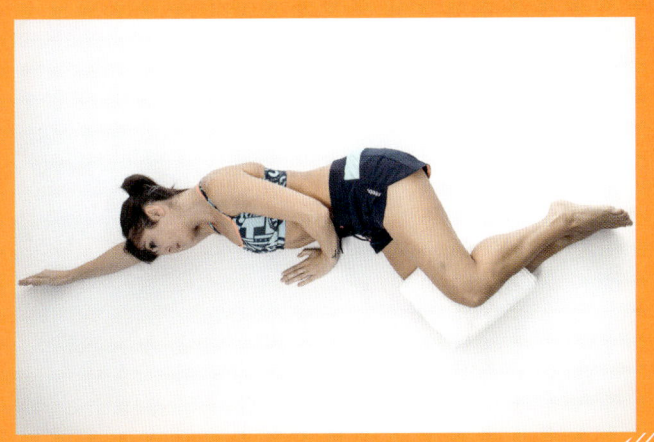

1) 옆으로 누워 아래쪽 팔을 머리 아래에 받쳐 목을 보호하고, 무릎은 골반 위치까지 올리거나 그보다 조금 아래에 오도록 둔다.
2) 무릎 사이에는 쿠션 등을 끼우고, 위쪽 팔을 가슴 앞으로 내려 손으로 바닥을 짚는다.
3) 두 눈을 감고 조용하게 심호흡한다.

● **이 자세를 5~10분 동안 유지**한다.

세트4
14 뒷목 풀어주기

컴퓨터 앞에 장시간 앉아 있어야 한다면 이 동작으로 뭉친 목 근육을 풀어주도록 하자.

1 정면을 본 상태에서 턱 끝을 가슴 쪽으로 당겨 몇 초 동안 유지한다. 팔과 어깨에 힘이 들어가지 않도록 한다.

2 턱 끝을 당긴 채로 고개를 천천히 옆으로 돌리고 다시 반대쪽으로도 돌려준다.

3 고개를 양쪽으로 천천히 여러 번 돌린 뒤 오른쪽에서 멈춘다. 턱 끝은 계속 당긴 채로 유지하고 시선을 아래쪽을 바라본다.

4 왼쪽 어깨를 왼손으로 가볍게 눌러준다.

5 오른손을 머리 뒤쪽으로 올려 손끝으로 가볍게 머리를 눌러주면서 목 근육을 더욱 이완시켜도 좋다.

● 이 자세로 20~30초 동안 **3회 정도 호흡**하고, 잠시 휴식한 뒤 방향을 바꾸어 반복한다. 몸의 긴장을 완전히 풀어준 뒤 한쪽당 1~2회 정도씩 반복한다.

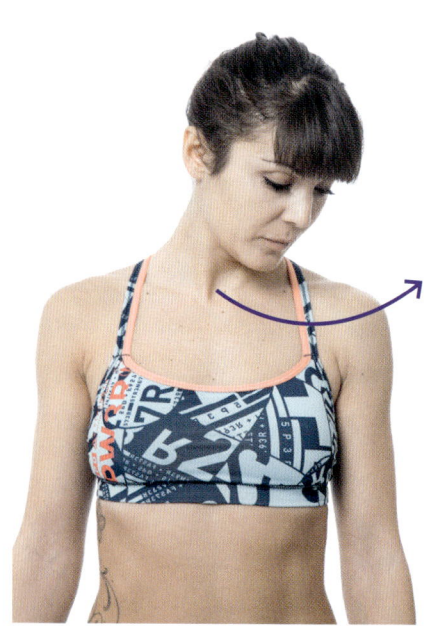
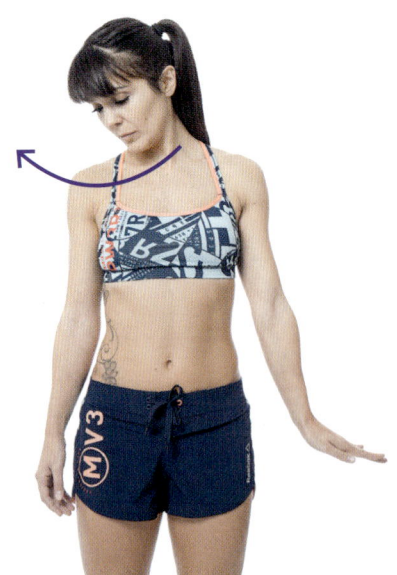
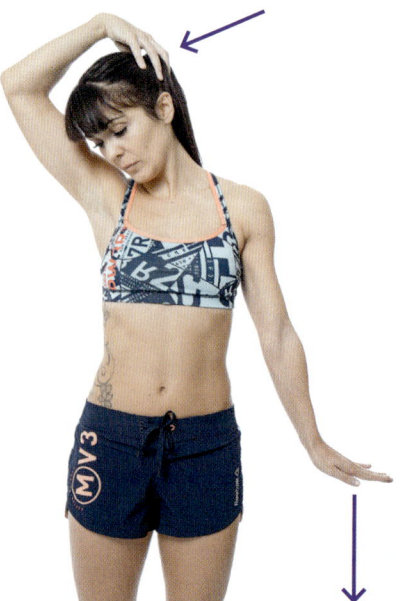

15 양팔 바깥으로 밀어내기

몸의 자세를 유지시켜주는 근육들은 긴 시간 움직임이 없으면 점점 더 약해지는 경향이 있으며,
이 경우 흉곽이 조금씩 닫히면서 호흡에도 제약이 생길 수 있다.
이번 동작은 척추 근육을 강화하는 동시에 흉부와 어깨의 유연성을 길러주는 효과가 있다.

1 바르게 서서 발을 골반 너비로 벌린다. 양팔을 어깨 높이까지 올려 양쪽으로 쭉 뻗고, 손바닥은 바깥쪽을 향하게 한다.

2 숨을 깊게 들이마신 뒤 다시 내쉬면서 양팔을 양쪽으로 밀어준다. 어깨는 내리고 척추는 곧게 편 상태로 유지한다.

● 이 자세로 **3~5회 정도 호흡**하고, 팔을 내려 잠시 휴식한 뒤 처음부터 2~3회 반복한다.

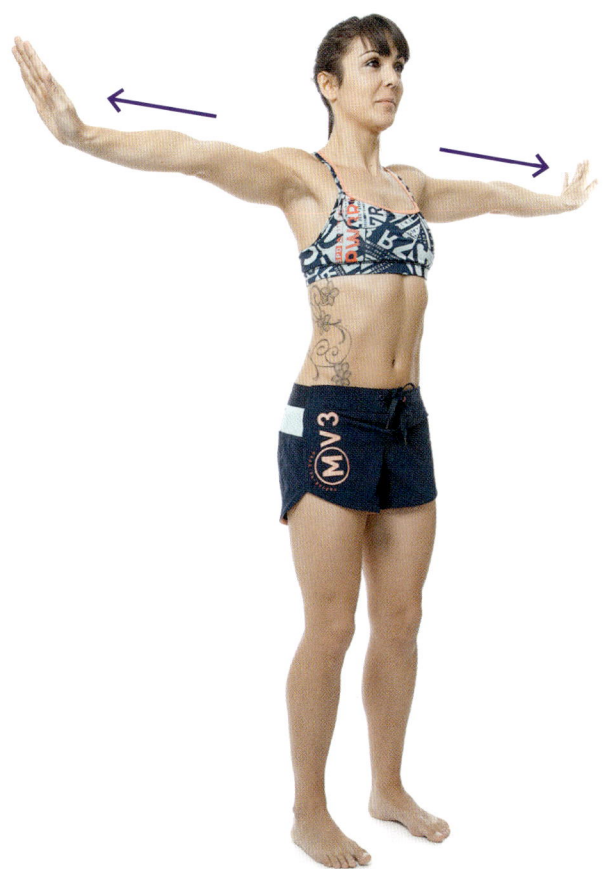

16 양팔 뒤로 모아 가슴 펴기

굳은 어깨를 풀어주는 동작으로,
하루를 마무리하는 운동으로 꾸준하게 반복해주면 좋다.

1 바르게 서서 양손을 뒤로 모아 깍지를 낀다. 팔은 완전히 펴고 양손을 엉덩이에 붙인 자세를 취한다.

2 어깨를 최대한 뒤쪽으로 모아 천천히 날개뼈를 조여 준다. 시선은 정면을 바라보고 목은 곧게 세운다.

● 이 자세로 **3~5회 정도 심호흡**하고, 팔과 등의 긴장을 완전히 풀어준 뒤 처음부터 2~3회 반복한다.

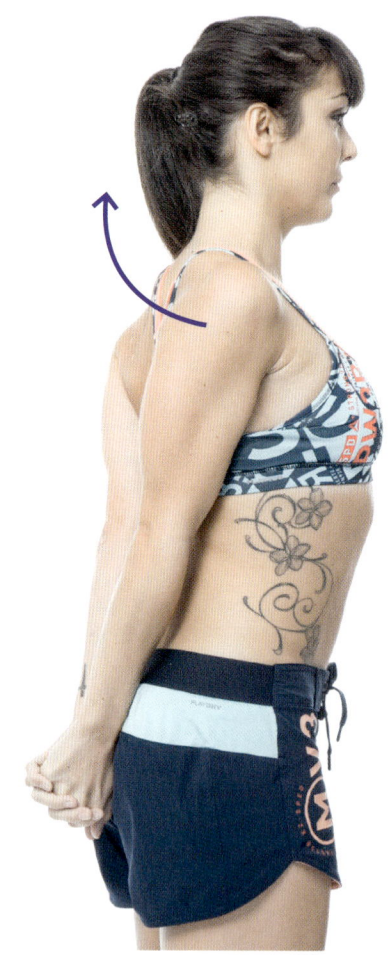

응용동작

1 허리에 손 올리고 가슴 펴기

조금 더 확실하게 어깨에 유연성을 찾아줄 수 있다.

1) 손바닥을 엉덩이와 허리 사이에 대고, 손가락은 아래쪽을 향하도록 한다. (허리 쪽 척추 뼈 양쪽에 주먹을 대는 자세도 가능하다)
2) 숨을 깊게 들이마시며 흉곽을 부풀리고 양쪽 팔꿈치를 안쪽으로 모아준다.
3) 2초 정도 자세를 유지한 뒤 다시 숨을 내뱉으며 몸을 풀어준다.

● 이 자세로 **5회 정도 심호흡**하고, 팔의 긴장을 풀어준 뒤 다시 1~2회 반복한다.

2 어깨와 등 펴기

앞의 응용동작을 활용해 척추를 늘려줄 수도 있다.

1) 응용동작(1)의 자세에서 상반신을 뒤로 가볍게 젖혀준다. 시선은 위쪽을 바라본다.

● 이 자세로 **5회 정도 심호흡**하고, 팔의 긴장을 풀어준 뒤 다시 1~2회 반복한다.

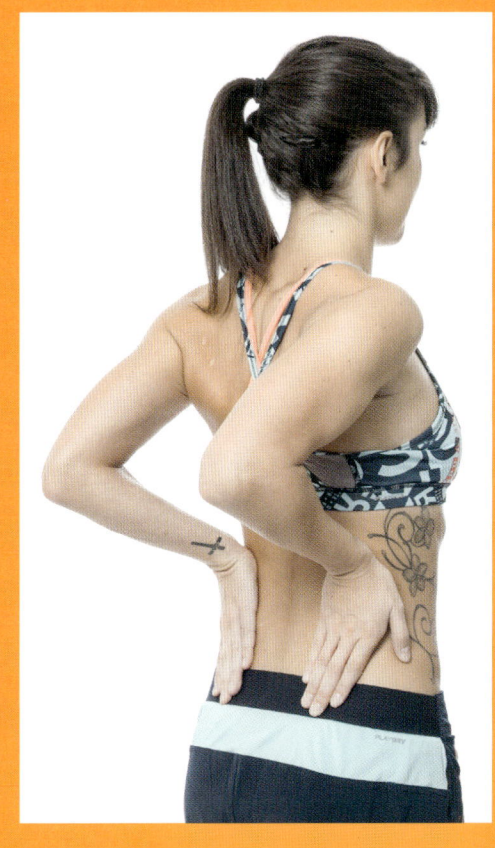
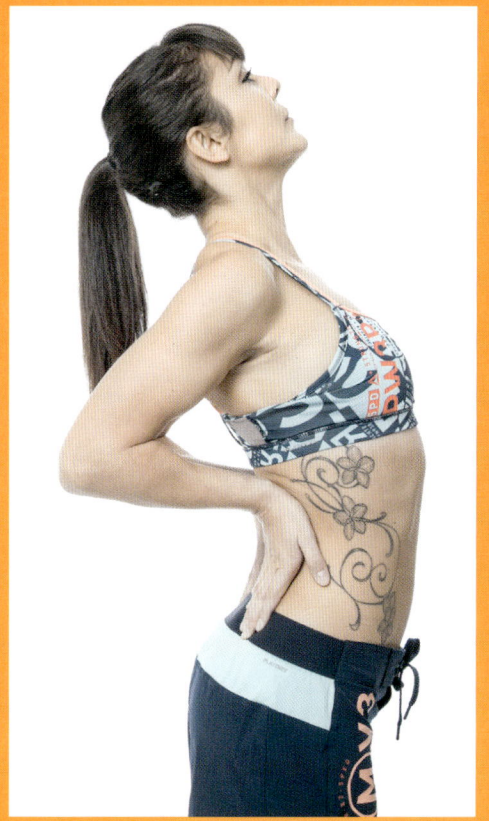

17 양팔 모아 앞으로 밀어내기

이 동작은 보기보다 쉽지 않은 운동으로,
날개뼈 쪽에 쌓인 긴장을 완화하고 허리를 풀어 주는 효과가 있다.

1 양발을 골반 너비로 벌린 채 바르게 서서 양팔을 앞으로 뻗어 가슴 위치까지 올려준다. 손바닥을 맞잡아 깍지를 끼고 양쪽 검지만 빼 손목과 일직선이 되도록 뻗는다.

2 엉덩이에 힘을 주어 골반이 뒤쪽으로 기울도록 하고, 턱 끝을 가슴 쪽으로 천천히 당기며 이완되는 느낌을 확인한다. 호흡이 흐트러지지 않도록 한다.

3 숨을 깊게 들이마신 뒤 검지 끝을 멀리 밀어주며 어깨가 앞으로 나가고 날개뼈가 척추에서 멀어질 수 있도록 한다.

4 처음부터 끝까지 계속해서 엉덩이에 힘을 줄 수 있도록 유지하고, 팔을 앞으로 뻗을 때 숨을 내쉬면서 복근에도 힘을 준다.

이 자세로 20~30초 동안 **3회 정도 호흡**하고, 잠시 몸을 풀어준 뒤 다시 1~2회 반복한다.

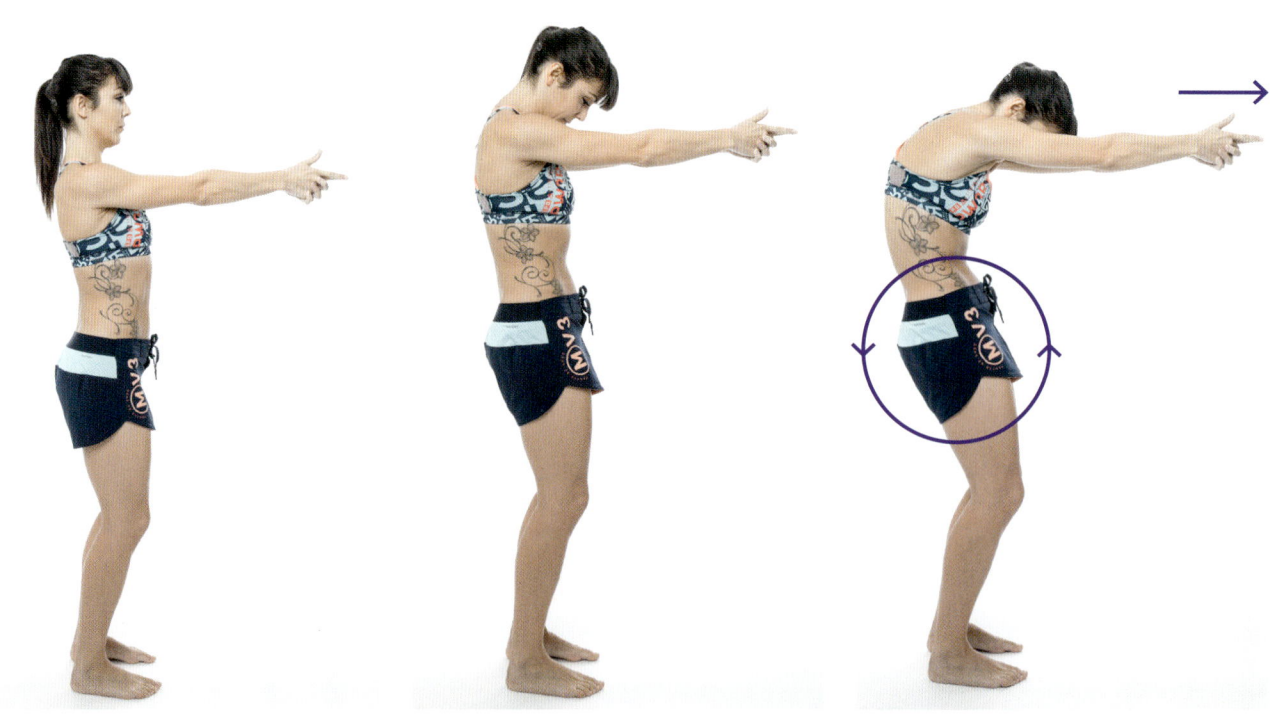

응용동작

짐볼에 기대 앞으로 밀어내기

짐볼에 등을 기대고 서서 기본동작을 해줄 수도 있다.

1) 벽을 등지고 서서 그 사이에 짐볼을 대고, 발을 앞으로 조금씩 움직이며 짐볼이 척추에 닿을 수 있도록 한다.
2) 발을 골반 너비로 벌리고 서서 복근 아래쪽과 엉덩이에 힘을 주어 골반이 뒤로 기울도록 만든다.
3) 턱 끝을 가슴 쪽으로 천천히 당긴 뒤 팔을 앞으로 뻗고 손은 어깨와 일직선이 되게 둔다.
4) 숨을 깊게 들이마신 뒤 검지 끝을 멀리 밀어주며 어깨가 앞으로 나가고 날개뼈가 척추에서 멀어질 수 있도록 한다.
5) 복근에 힘을 준채로 숨을 내쉰다. 이때 골반의 위치가 바뀌지 않도록 주의하며 양손을 상체에서 멀리까지 뻗어준다.

● 이 자세로 **3~4회 호흡**하고, 잠시 몸을 풀어준 뒤 다시 2~4회 반복한다.

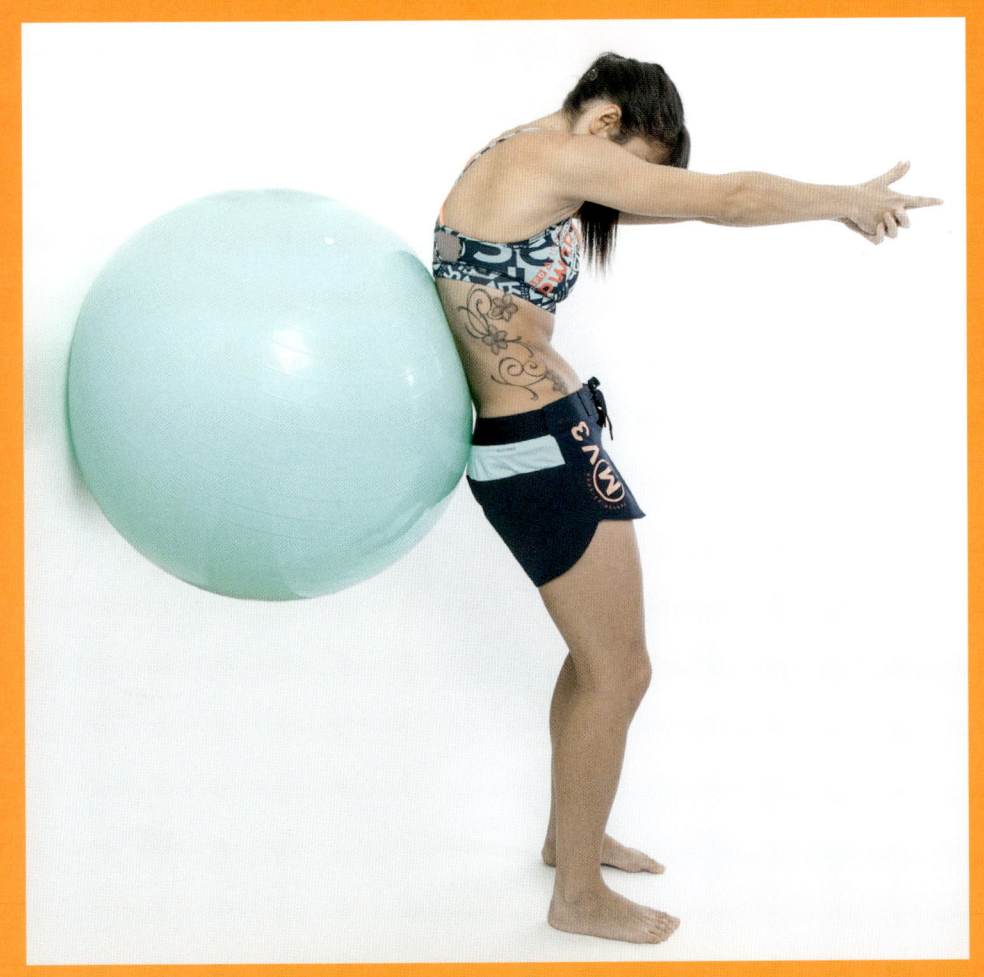

18 서서 상체 숙이기

이 동작은 몸에 힘을 풀고 상체의 무게를 이용해 척추 디스크에 가해지는 압력을 줄이는 운동이다.
여기서는 허리를 보호하기 위해 처음부터 끝까지 무릎을 살짝 굽힌 상태를 유지해야 한다.

1 바르게 서서 발은 골반 또는 어깨 너비로 벌린 후 무릎에 힘을 빼준다. 골반은 중립 상태로 만들고 척추는 곧게 편다.

2 턱 끝을 가슴 쪽으로 천천히 당긴 뒤 목, 등, 허리의 순서로 척추 전체를 조금씩 둥글게 말아주며 상체를 숙인다.

3 팔은 양손을 교차하여 바닥을 디디거나 완전히 힘을 푼 상태로 20초 동안 유지한다. 이때 척추가 길게 늘어나는 느낌을 확인한다.

4 이번에는 양손으로 무릎을 지그시 누르며 반대로 허리부터 목까지의 순서로 척추를 펴면서 상체를 일으킨다.

5 상체를 일으킬 때는 다음 사항들을 주의한다.

- 양발로 바닥을 밀어낸다.
- 복근에 힘을 준다.
- 턱 끝이 가슴 쪽으로 당겨진 자세를 유지한다.

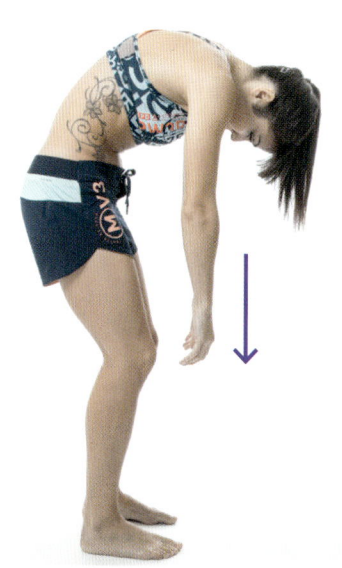
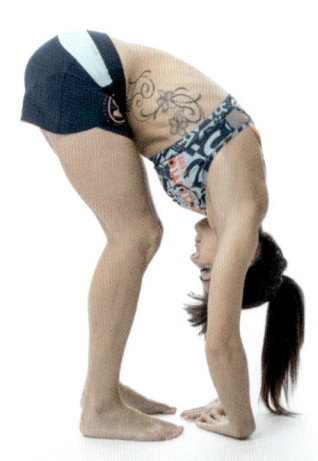
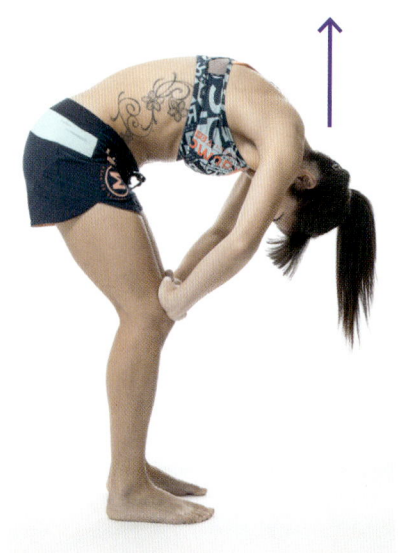

응용동작

1 팔에 힘 빼고 상체 숙이기

이 동작으로 척주기립근의 힘을 길러줄 수 있다.

1) 기본동작 중 척추를 펴면서 마무리할 때 양팔에 힘을 뺀 채로 내려준다. 이때 복근에 강하게 힘을 준다.
2) 기본동작에서처럼 주의를 기울이며 상체를 일으킨다.

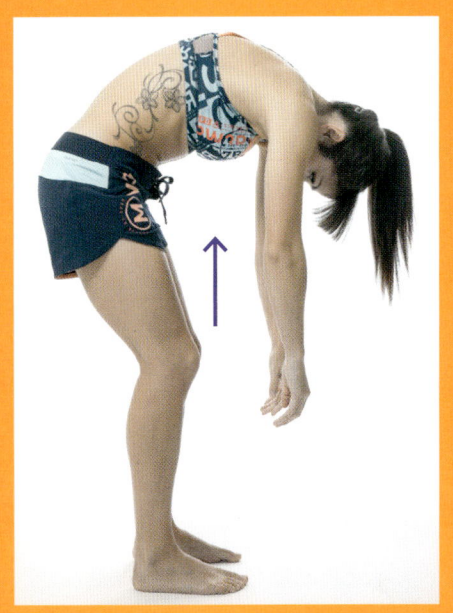

2 양손 머리 뒤로 하고 상체 숙이기

양손을 머리 뒤로 올리되, 목에는 힘이 실리지 않도록 주의한다.

1) 양손을 머리 뒤로 올려 깍지를 끼고, 턱 끝은 가슴 쪽으로 당긴 뒤 팔꿈치는 아래를 향하도록 한다.
2) 목, 등, 허리의 순서로 척추 전체를 조금씩 둥글게 말아주며 상체를 숙인다. 배가 허벅지에 닿고 팔꿈치가 무릎에 가까워질 때까지 숙인다.
3) 기본동작에서처럼 주의를 기울이며 상체를 일으킨다.

상체를 숙인 상태에서 **20~30초간 유지**한 뒤, 양손은 머리 뒤에서 깍지를 낀 채로 두고 척추를 허리부터 목까지 펴주며 일으킨다.

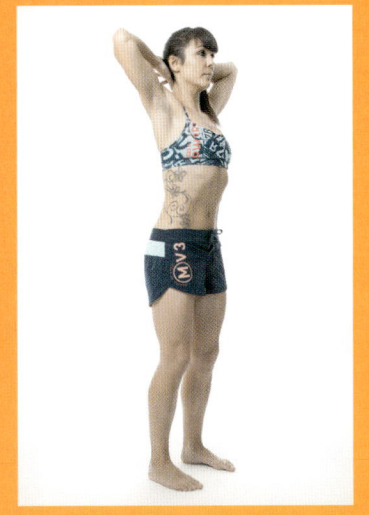 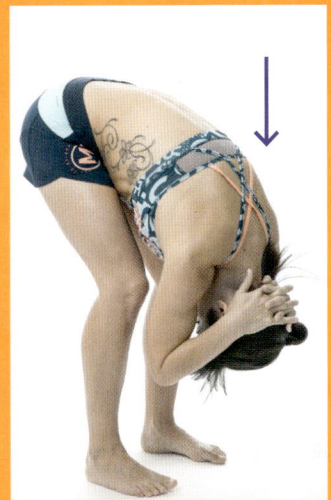 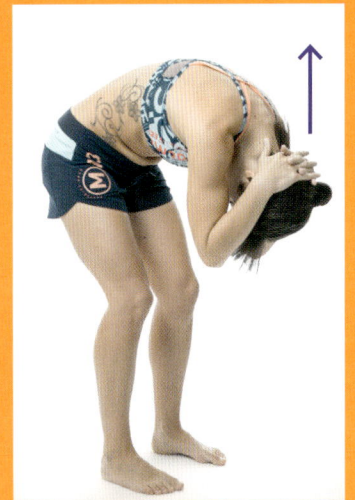

19 서서 기지개 펴기

이 운동은 어깨와 흉곽을 풀어주는 효과가 있다.

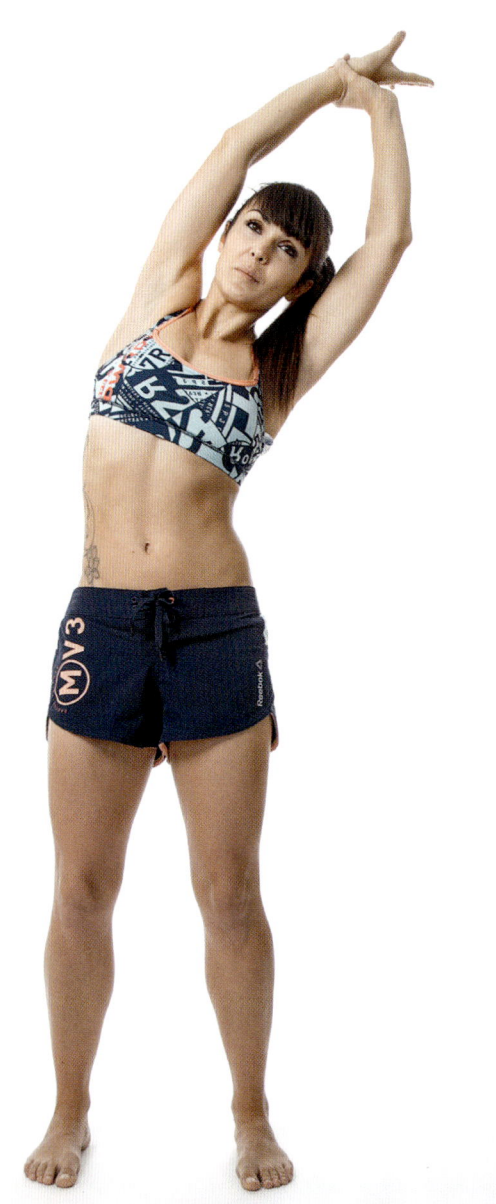

1 바르게 서서 발을 어깨 너비로 벌린다. 무릎의 힘을 풀어주고 골반은 중립 상태가 되도록 한 뒤 양팔을 머리 위로 길게 뻗어준다. 왼쪽 손으로 오른쪽 손목을 잡되, 오른쪽 엄지가 정수리 쪽을 향하도록 (어깨가 안쪽으로 회전하도록) 한다.

2 상체를 왼쪽으로 가볍게 기울인다. 발, 무릎, 골반은 원래 자세를 벗어나지 않도록 주의한다.

3 숨을 깊게 들이마신 뒤 광배근이 늘어나는 느낌이 들 때까지 왼손으로 오른쪽 손목을 당겨준다. 팔과 상반신을 연결해주는 표면 근육인 광배근은 대강 겨드랑이 쪽에 위치해 있다고 보면 된다.

● 이 자세로 **3회 정도 심호흡**한 뒤 오른팔을 천천히 풀어주고, 이번에는 반대로 오른손으로 왼쪽 손목을 잡는다. 양쪽 방향 모두 각각 1회씩 반복한다.

응용동작

1 팔꿈치 접어 기지개 펴기

이 동작은 삼두근과 광배근을 이완시켜준다.

1) 기본동작과 마찬가지로 바르게 서서 발은 어깨 너비로 벌리고 무릎은 힘을 풀어준 뒤 골반은 중립 상태가 되도록 한다.
2) 오른쪽 팔꿈치를 접어 오른손이 척추(날개뼈 사이)에 닿도록 뒤로 넘겨주고, 왼손으로 오른쪽 팔꿈치를 잡는다.
3) 숨을 깊게 들이마신 뒤 상체를 왼쪽으로 기울이며 오른팔 뒤쪽(삼두근)과 겨드랑이 쪽 광배근이 늘어나도록 펴준다.

● 이 자세로 **3회 정도 심호흡**한 뒤 잠시 몸의 긴장을 풀어주고 방향을 바꾸어 반복한다. 한쪽당 처음부터 1~2회씩 반복한다.

2 짐볼에 기대 기지개 펴기

등 뒤에 짐볼을 대고 기지개 동작을 해준다.

1) 벽을 등지고 서서 그 사이에 짐볼을 대고, 발을 앞으로 조금씩 움직이며 짐볼이 척추에 닿을 수 있도록 한다.
2) 왼손으로 오른쪽 손목을 잡아 머리 위에 오도록 올려준 뒤 상체를 왼쪽으로 기울인다. 이때 발은 어깨 너비로 벌린 상태를 유지한다.
3) 숨을 깊게 들이마신 뒤 광배근이 늘어나는 느낌이 들 때까지 왼손으로 오른쪽 손목을 당겨준다.
4) 짐볼이 움직이지 않도록 주의하며 허리로 받쳐준다.

● 이 자세로 **3회 정도 심호흡**한다. 이때 숨을 다 내뱉을 때쯤 옆구리에 힘을 준다. 오른팔의 긴장을 천천히 풀어준 뒤 이번에는 왼쪽 손목이 위로 가도록 하고 반복한다. 몸을 완전히 풀어준 뒤 한쪽당 1~2회씩 반복한다.

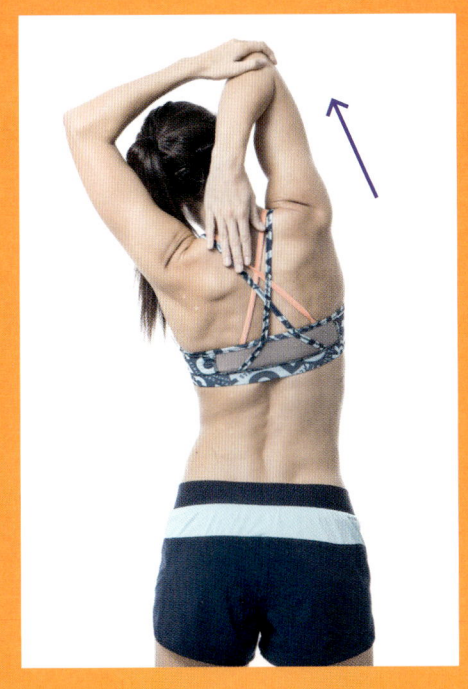
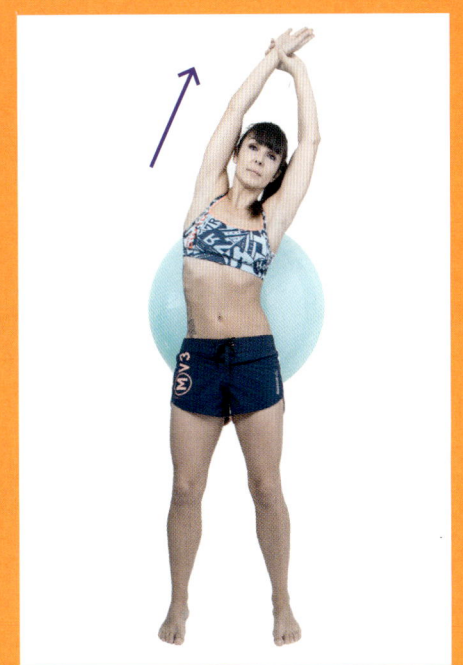

세트5

20 햄스트링 늘리기

의자를 잡고 정확히 균형을 잡으면서 운동한다.

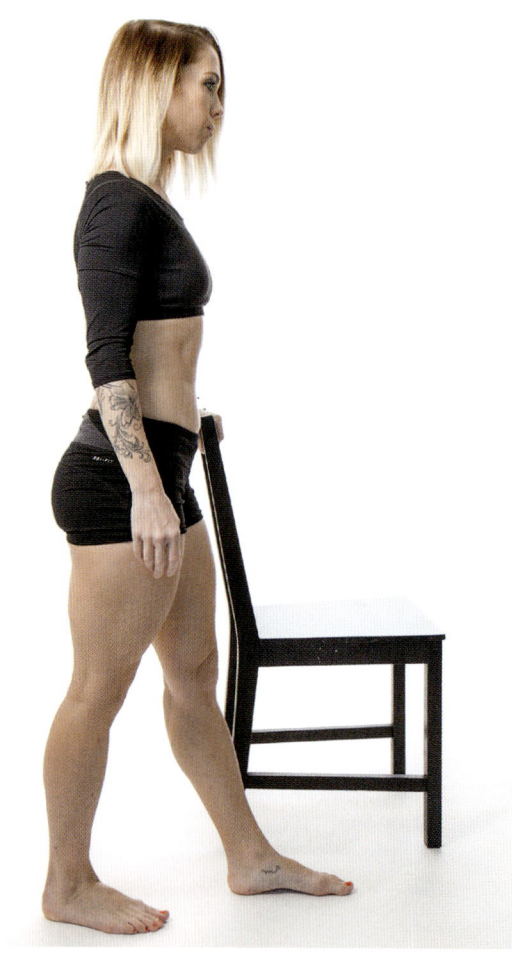

1 바르게 서서 발은 골반 너비로 나란히 벌리고, 안정적인 지지대(의자, 테이블 등)에 한 손을 올린 뒤 한쪽 발을 뒤로 살짝 빼준다. 이때 두 발 사이의 거리는 골반 또는 어깨 너비 정도로 한다.

2 뒷다리의 무릎을 살짝 굽히고, 반대쪽 무릎은 거의 일자가 되도록 펴거나 아주 약간 굽힌 정도로 유지한다.

3 상체를 움직이기에 앞서 골반이 앞으로 쉽게 기울 수 있도록 엉덩이의 힘을 뺀다.

4 척추를 곧게 편 상태로 유지하며 상체를 앞으로 기울인다. 허벅지 뒤쪽에서 당기는 느낌이 들면 멈춘다.

5 햄스트링을 더욱 늘려주기 위해서는 발끝을 들어 올리고 허벅지를 위쪽으로 당겨준다. 이 자세에서는 발꿈치부터 골반까지 이어지는 하체 뒤쪽의 근육들(뒤 근육 사슬)을 이완시켜줄 수 있다.

● 이 자세로 **3~5회 정도 심호흡**하고, 잠시 몸을 풀어준 뒤 발을 바꿔 반복한다. 다리 한쪽당 2~3회씩 반복한다.

응용동작

앉아서 햄스트링 늘리기

앉아서 하는 것이 서서 하는 것보다 더 쉽다.

1) 다리를 자유롭게 움직일 수 있도록 엉덩이를 앞으로 빼고 의자에 살짝 걸터앉는다.
2) 관절이 살짝 구부러지도록 유지하면서 오른쪽 무릎에 힘을 빼준 뒤 상체를 허리를 기울여 앞으로 숙여준다. 등은 곧게 편 상태를 유지한다.
3) 왼쪽 허벅지에 양손을 올려 허리에 실리는 긴장을 줄이고, 오른쪽 발끝은 위를 향하도록 한다.

🟣 이 자세를 **30~60초 동안 유지**하고, 발을 바꿔 반복한다. 다리 한쪽당 1회씩 반복한다.

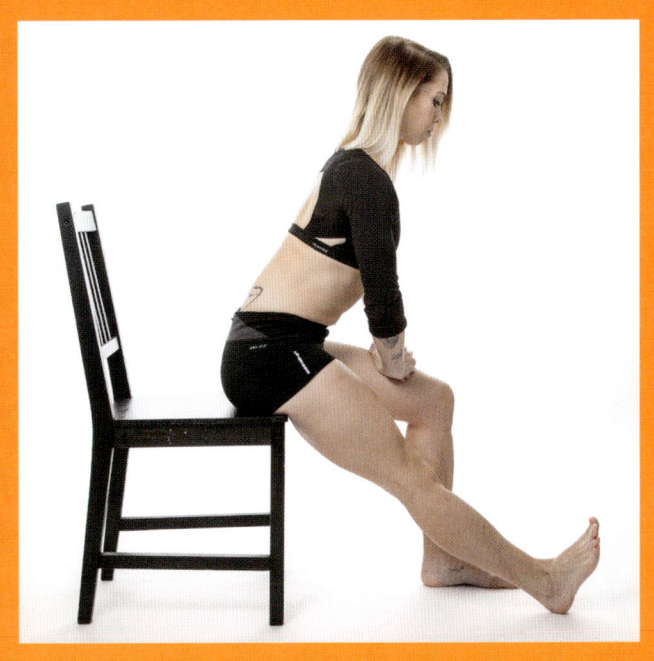

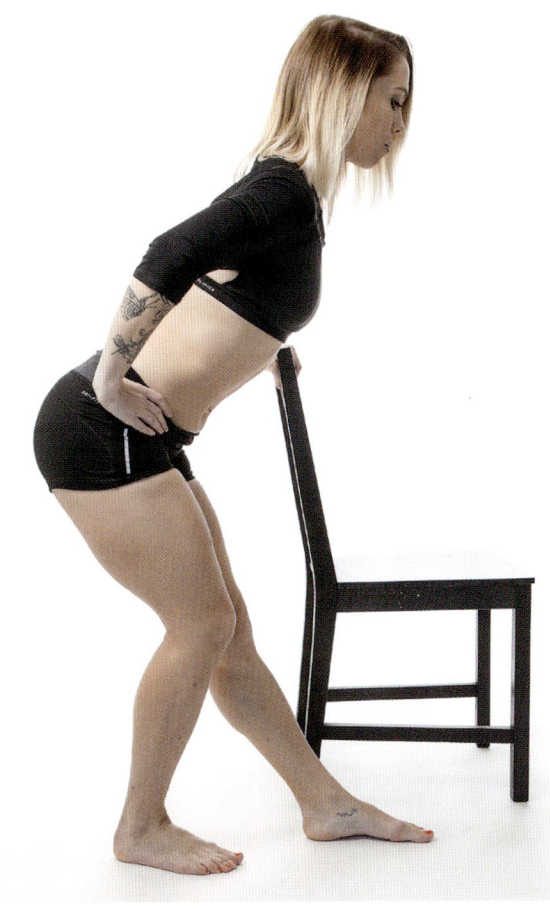

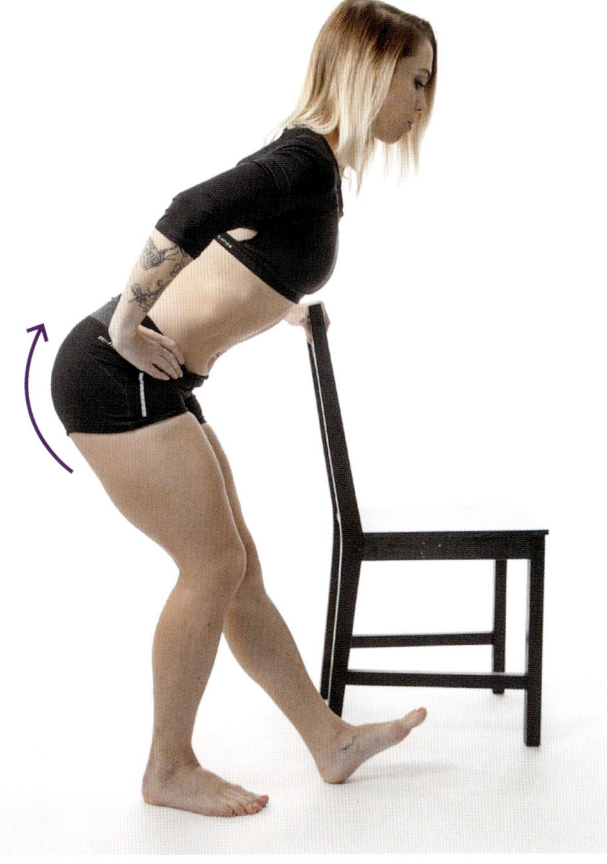

21 서서 발꿈치 당기기

허리관절의 가동성을 높이고 허리 통증 및 무릎의 관절증을 예방하는 데 필수적인 운동이다.

1 바르게 서서 한쪽 손은 의자에 올린 뒤 균형을 유지하며 한쪽 무릎을 가슴 쪽으로 끌어 올린다.

2 올린 다리의 발목을 손으로 잡아 무릎과 허리관절이 일직선이 되고 발꿈치는 엉덩이 쪽에 가도록 아래로 당겨준다. 이때 상체는 곧게 편 상태로 균형을 유지한다.

3 올린 다리 쪽의 엉덩이에 힘을 주어 이완을 보다 강하게 이완될 수 있도록 하고, 허리(요근)와 허벅지 앞쪽도 이완해준다.

● 이 자세로 **3~5회 정도 심호흡**하고, 잠시 몸을 풀어준 뒤 다리를 바꿔 반복한다. 다리 한쪽당 2~3회씩 반복한다.

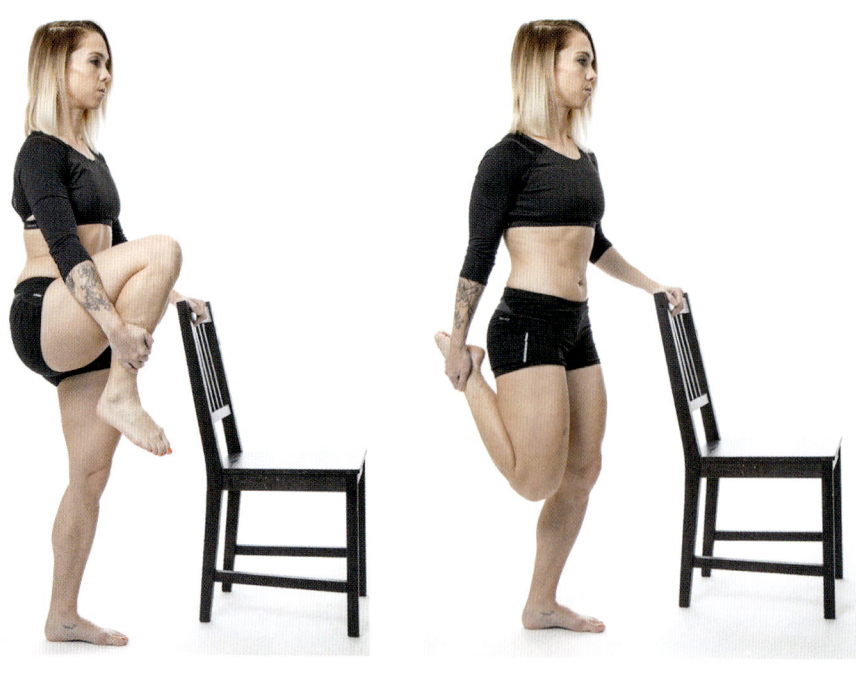

22 서서 골반 움직이기

이 동작은 허리관절을 유연하게 해주는 운동으로 충분한 균형과 하체의 힘을 요한다.
특히 뒷발의 발꿈치를 세운 채로 동작하는 것이 이 운동의 어려운 점 중 하나다.

1 바르게 서서 양팔을 가슴 앞에서 꼬거나 양손을 허리에 올린 뒤, 오른쪽 발을 뒤로 한 걸음 벌린다. 이때 오른쪽 발꿈치는 항상 최대한 높게 세운 상태로 유지한다.

2 체중이 양쪽 다리에 골고루 실리도록 균형을 잡고, 앞다리의 무릎도 살짝 굽혀 발목과 무릎이 수직이 되도록 한다.

3 오른쪽 엉덩이에 힘을 강하게 주어 골반이 살짝 움직이면서 오른쪽 허리 관절 부분이 늘어나는 느낌을 확인한다.

● 이 자세로 **3~5회 정도 심호흡**하고, 잠시 몸을 풀어준 뒤 다리를 바꿔 반복한다. 한쪽 다리당 2~3회씩 반복한다. 두 발 사이의 거리—즉 허리에서 한쪽 무릎까지의 거리—를 바꿔가며 운동의 난이도를 조절할 수도 있다.

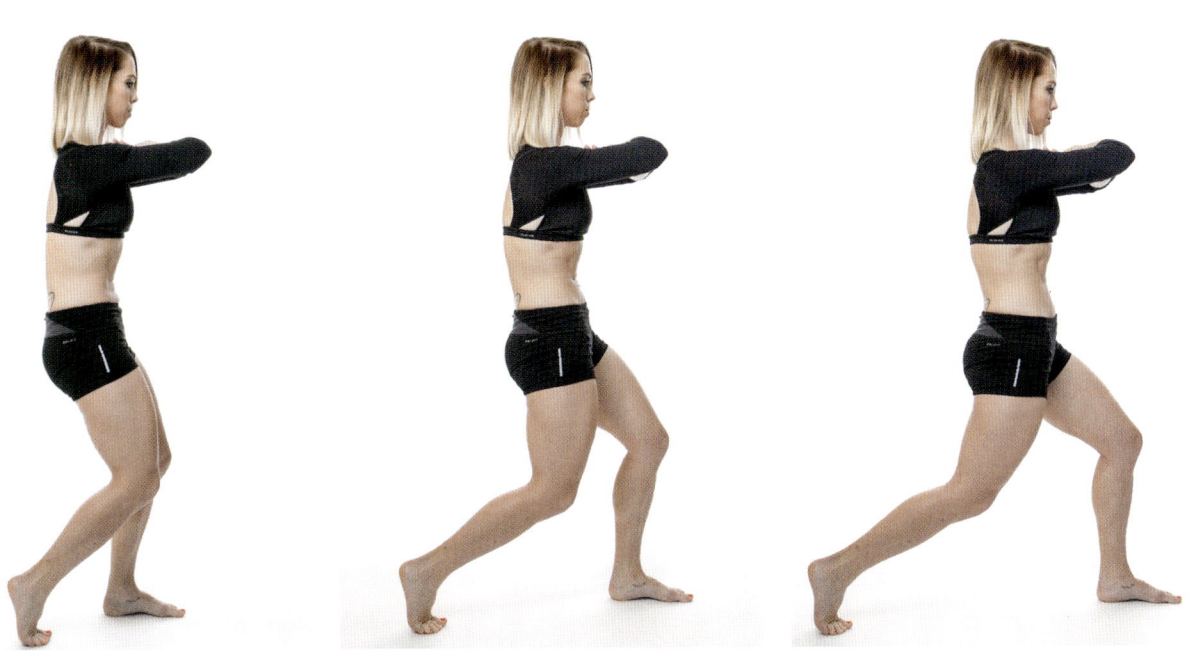

세트6

23 무릎 대고 엎드려 등 올리기

날개뼈 사이에 매듭처럼 뭉친 근육을 효과적으로 풀어주는 운동으로,
척추를 최대한 높이 말아 올리고 양손은 힘껏 밀어내며
턱 끝을 계속 쪽으로 당기는 것에 신경을 기울여야 한다.

1 무릎을 대고 엎드려 손목과 어깨, 무릎과 허리가 수직을 이루도록 한다. 숨을 깊게 들이마신 뒤 양손으로 바닥을 밀어내며 척추를 목, 등, 허리의 순서로 둥글게 말아 올려준다.

2 숨을 다 내뱉을 쯤 턱 끝을 가슴 쪽으로 당기고, 복근에 강하게 힘을 주어 날개뼈가 척추로부터 멀어지도록 한다.

3 말아 올린 척추를 다시 목부터 허리까지 펴주며 천천히 처음 자세로 돌아온다.

● **5~8회 심호흡하며 동작을 반복**한다.

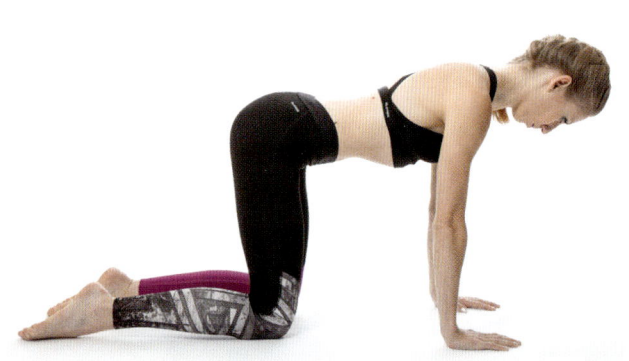
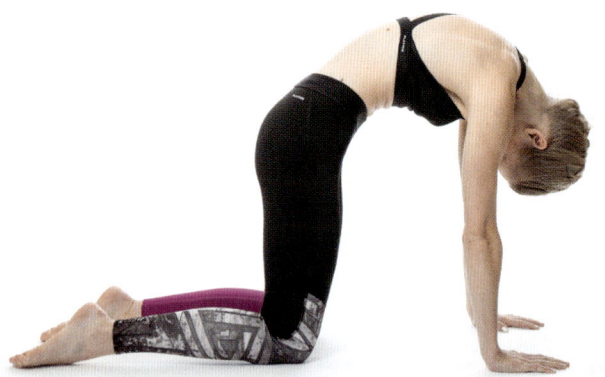

24 짐볼에 양팔 올려 척추 늘리기

구부정하게 굽은 등을 펴는 데 도움을 주는 운동이다.

1 무릎을 대고 엎드려 아래팔을 짐볼 위에 올린다. 손바닥은 짐볼에 닿는 정도로 두거나, 짐볼을 누르며 지지해도 좋다. 무릎을 충분히 뒤로 보낸 뒤 가슴을 천천히 바닥으로 내려 상체가 수평을 이루도록 한다.

2 숨을 깊게 들이마신 뒤 다시 내뱉으면서 가슴을 바닥 쪽으로 밀어준다. 이때 팔은 상체와 일직선을 그려야 한다.

3 다시 한 번 숨을 들이마신 뒤 짐볼에 올린 손목의 힘을 풀어주고 처음부터 4~8회 반복한다.

4 마지막에는 심호흡과 함께 팔과 상체가 바닥과 수평하거나 수평에 가깝게 유지되도록 주의하면서 정적인 유지 동작으로 마무리한다.

몸을 내리는 **동적인 동작을 5~10회 반복**한다. 이때의 움직임은 모두 숨을 내쉬면서 해야 한다. 동적인 동작이 끝난 뒤에는 몸을 낮게 내린 자세를 유지하며 심호흡하는데, 숨을 내쉴 때 바닥 쪽으로 가슴을 가볍게 밀어준다.

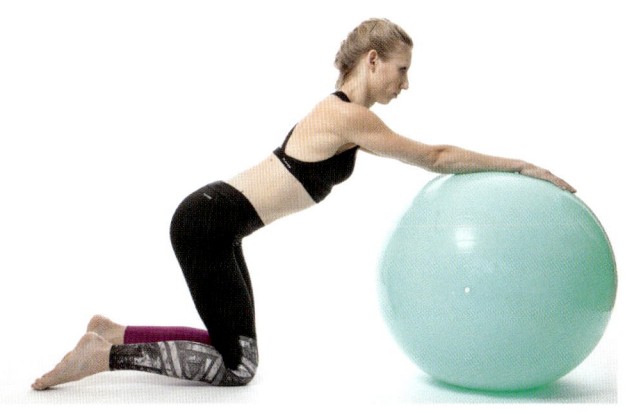

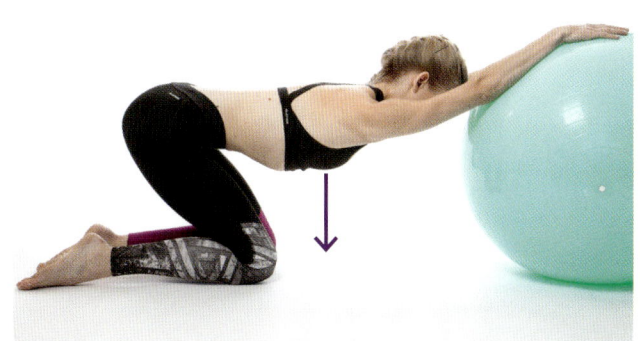

25 한쪽 무릎 대고 다리 늘리기

이 동작을 긴 시간 하고자 한다면 지지대로 무릎을 받쳐주면 도움이 된다.

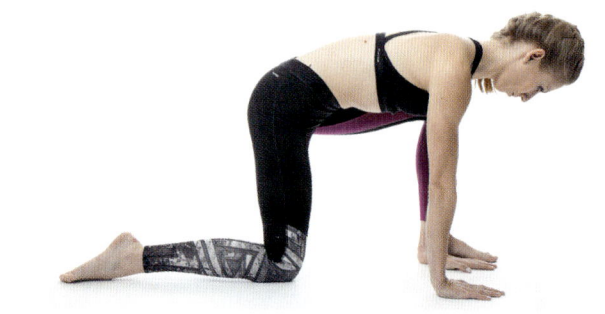

1 한쪽 무릎을 대고 엎드려 양쪽 무릎이 모두 직각을 이루도록 한다. 바닥에 댄 무릎은 허리관절과, 세운 무릎은 발목과 수직을 이루도록 한다. 양손은 앞발의 안쪽 또는 양쪽에 두어 바닥을 짚는다.

2 뒷다리를 천천히 뒤로 뻗어준다. 이때 상체와 앞쪽 무릎의 위치는 바뀌지 않도록 주의한다.

3 뒷다리를 최대한 뻗었을 때, 뒤로 뻗은 다리 쪽의 엉덩이에 강하게 힘을 주어 요근이 늘어나는 느낌, 즉 허리 관절 주변과 허벅지 위쪽이 이완되는 느낌을 확인한다.

● 마지막 자세를 **1~2분간** 유지한다. 몸을 풀어준 뒤 발을 바꾸어 처음부터 반복한다.

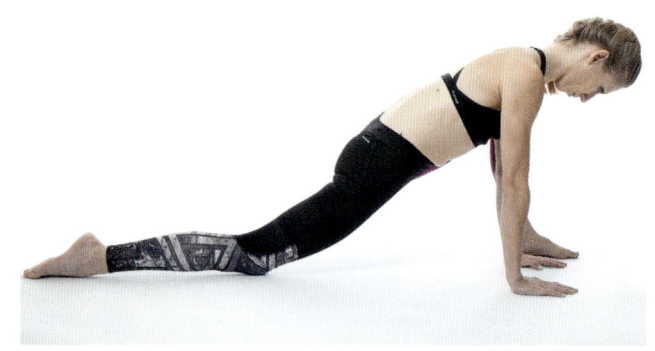

응용동작

1 지지대 위에서 다리 늘리기

낮은 테이블 등에 무릎을 걸치고 운동해보자.

1) 지지대 위에서 기본자세를 취한다. 두 손바닥은 지지대 위에 대고, 손목이 어깨와 일직선을 이루도록 한다. 뒷다리의 무릎은 최대한 뒤로 멀리 밀어준다.
2) 어깨를 내리고 척추를 곧게 편 상태를 계속 유지한다.

● **엉덩이에 강하게 힘을 주고 10~30초간 유지**한 뒤 잠시 휴식한 후 3~4회 반복한다. 완전히 일어선 뒤 다리를 바꾸어 다시 처음부터 반복한다. 다리 한쪽당 2~3세트 반복한다.

2 지지대에 누워 다리 늘리기

높은 지지대를 사용한다.

1) 안정적인 가구 등을 지지대로 삼아 그 위에 천천히 상체를 눕힌다. 한쪽 무릎을 가슴 쪽으로 끌어당기고, 반대쪽 다리는 힘을 풀어 바닥에 내려놓은 뒤 발바닥으로 바닥을 디딘다.
2) 끌어당긴 무릎을 양손으로 잡아 가볍게 눌러준다. 이때 반대쪽 엉덩이에 강하게 힘을 준다.

● **마지막 자세를 10~30초간 유지**한 뒤 잠시 휴식한 후 끌어당긴 무릎을 3~4회 다시 눌러준다. 이때 반대쪽 엉덩이에 힘을 주는 것을 잊지 않는다. 다리를 바꾸어 한쪽당 3~4세트 반복한다.

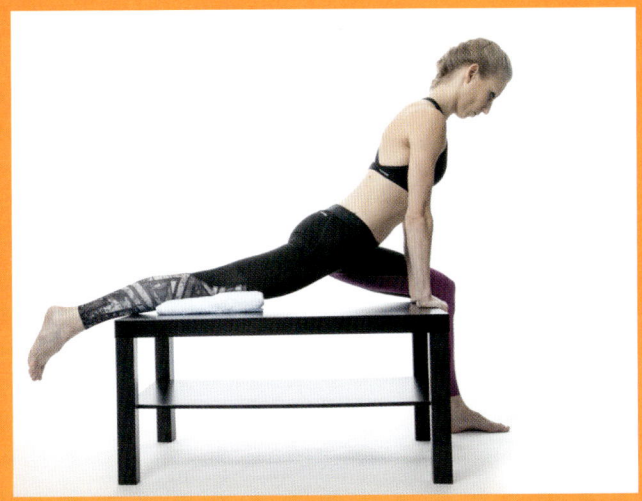
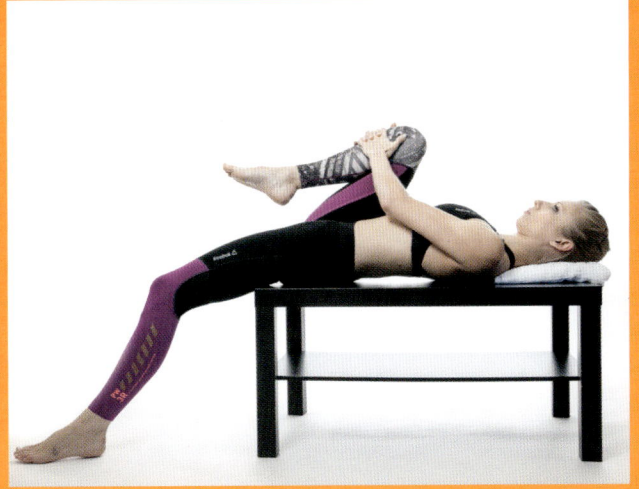

26 엎드려 발목 당기기

요근이 심하게 굳어 있다면 허리 관절을 이완시키고 엉덩이를 당겨주는 이 동작이 도움이 된다.
필요하다면 다리를 당기는 정도는 얼마든지 조절해도 좋다.

1 배를 대고 엎드린 뒤 양손으로 이마를 받쳐 목을 보호한다.

2 오른쪽 발꿈치를 천천히 엉덩이 쪽으로 끌어당긴 후 오른손을 뒤로 뻗어 오른쪽 발목을 잡는다. (손으로 잡는 것이 어려울 경우 밴드 등을 사용해도 된다.)

3 힘을 주어 발목을 당기며 허벅지 앞쪽 근육과 오른쪽 허리 관절을 이완시켜 준다. 이때 엉덩이에 힘을 강하게 주어 더 많이 이완될 수 있도록 한다.

● **마지막 자세를 30~60초간 유지**한 뒤 발을 바꾸어 처음부터 반복한다. 다리 한쪽당 2~3회씩 반복한다.

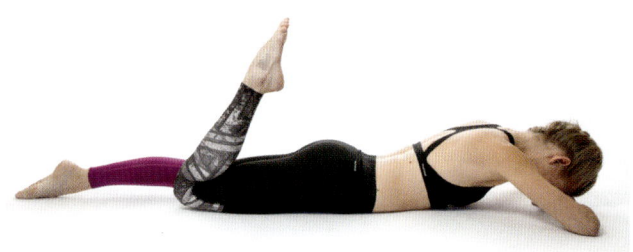

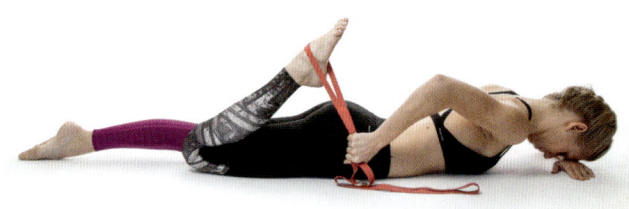

27 무릎 꿇고 엎드리기

뭉친 허리를 확실하게 풀어주는 운동이다.
단, 무릎에 문제가 있는 경우에는 동작3(28쪽*)을 활용하도록 한다.

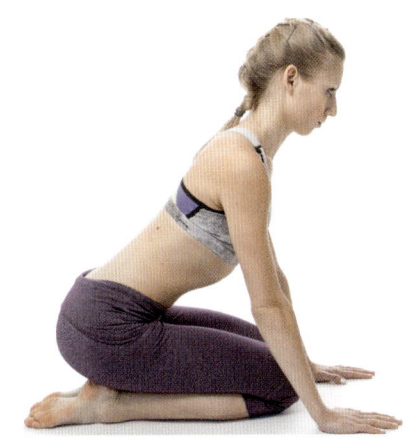

1 무릎을 꿇고 앉아 발끝은 뒤쪽을 향하도록 힘을 빼주고 양 발을 모아 엉덩이 아래에 닿도록 앉는다.

2 배가 허벅지에 닿을 때까지 상체를 천천히 숙이고, 무릎 양쪽에 양팔을 내려 아래팔이 바닥에 닿도록 한다.

3 뒷목의 힘을 풀고 턱 끝은 가슴 쪽으로 당긴다.

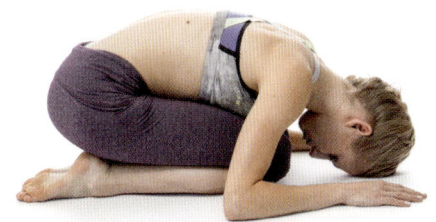

● 마지막 자세를 30초~2분간 유지한다. 침착하게 심호흡하며 운동한다.

응용동작

짐볼 위에 엎드리기

짐볼을 사용하면 무릎에 부담을 주지 않으면서도 척추를 풀어줄 수 있다.

1) 짐볼 위에 엎드려 발끝과 손바닥으로 바닥을 디디며 몸의 균형을 잡는다. 무릎의 힘은 빼준다.
2) 척추는 목부터 허리까지 휘어 있도록 유지하여 척추가 완전히 풀어질 수 있게 한다.

● 마지막 자세를 3~5분간 유지한다. 침착하게 심호흡하며 운동한다.

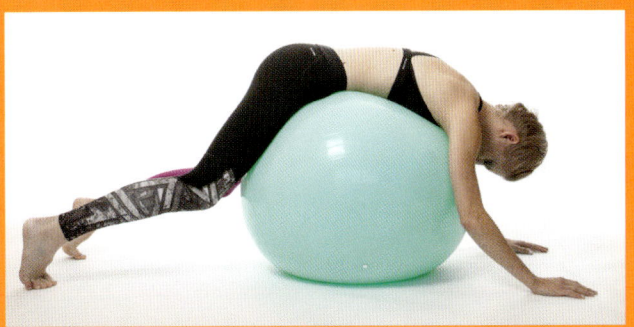

1단계
운동 프로그램

살펴보기

1단계 프로그램은 3주 프로그램으로, 매주 세 개의 세션으로 구성되어 있으며 각 세션을 마친 뒤에는 하루 동안 휴식을 취한다. 각각의 세션은 유산소 운동과 스트레칭 운동으로 구성되어 있으며, 두 운동을 개인 일정에 맞게 연달아 해도 좋고 약간의 텀을 두고 해도 좋다. 단, 스트레칭 직전에 유산소 운동을 시작할 경우 신체 온도가 올라가는 효과가 있어 근육 이완에 도움이 된다는 점은 알아두는 것이 좋다.

스트레칭 세트 구성

스트레칭 세트1부터 세트6까지(아래에서 S1, S2 등으로 표기)의 세션 구성은 다음과 같이 한다.

- 1주차 ➔ S1 + S2 + S1
- 2주차 ➔ S3 + S4 + S3
- 3주차 ➔ S5 + S6 + S5

1단계의 3주 프로그램 동안 세트1·3·5는 두 번씩, 세트 2·4·6은 한 번씩 반복된다. 조금 더 고르게 진행하고 싶다면 다음과 같이 구성을 바꾸어도 좋다.

- 1주차 ➔ S2 + S1 + S2
- 2주차 ➔ S4 + S3 + S4
- 3주차 ➔ S6 + S5 + S6

또는 2주 동안 매번 다른 세트가 진행되도록 하고 마지막 주에는 각 세션마다 두 세트를 묶어 구성하는 것도 가능하다.

- 1주차 ➔ S1 + S2 + S3
- 2주차 ➔ S4 + S5 + S6
- 3주차 ➔ (S1 + S2) + (S3 + S4) + (S5+ S6)

1주차

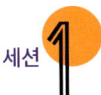
세션 1

유산소 운동+스트레칭 세트1

유산소 운동	최대심박수 60~65%로 6분 + 최대심박수 65~70%로 6분 + 최대심박수 65%로 4분 쿨다운 : 최대심박수의 65% 이하로 3~5분
스트레칭 세트1 ① 누워서 골반 움직이기 ② 누워서 한쪽 무릎 당기기 ③ 누워서 양쪽 무릎 당기기 ④ 누워서 양쪽 무릎으로 원 그리기 ⑤ 누워서 한쪽 다리 들기 ⑥ 누워서 발꿈치 당기기	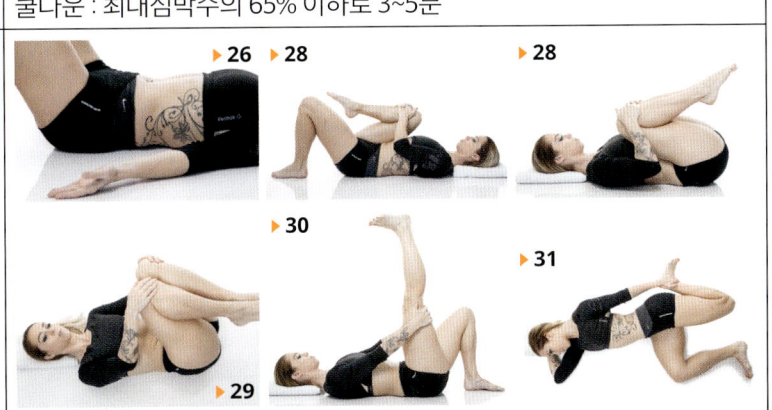

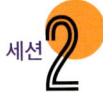
세션 2

유산소 운동+스트레칭 세트2

유산소 운동	최대심박수 60~65%로 8분 + 최대심박수 65~70%로 8분 + 최대심박수 70%로 4분 + 최대심박수 65%로 4분 쿨다운 : 최대심박수의 65% 이하로 3~5분
스트레칭 세트2 ① 누워서 어깨 돌리기 ② 누워서 어깨 당기기 ③ 누워서 척추 비틀기 ④ 누워서 몸 늘리기 ⑤ 대각선으로 몸 늘리기 또는 옆으로 기울여 몸 늘리기	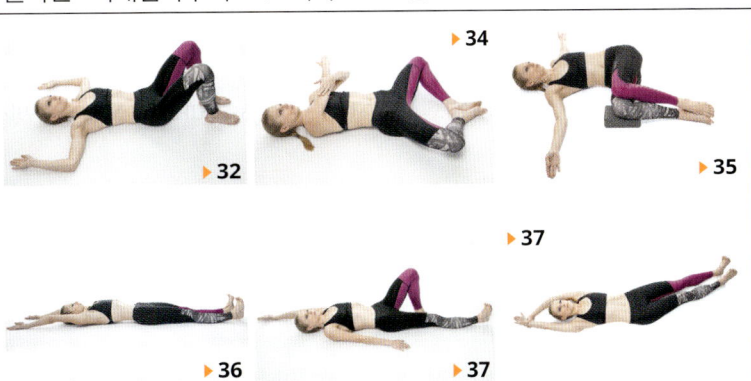

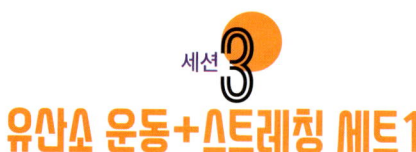

유산소 운동+스트레칭 세트1

유산소운동	최대심박수 60~65%로 6분 + 최대심박수 65~70%로 6분 + 최대심박수 70%로 8분 + 최대심박수 65%로 4분 쿨다운 : 최대심박수의 65% 이하로 3~5분
스트레칭 세트1 ① 누워서 골반 움직이기 ② 누워서 한쪽 무릎 당기기 ③ 누워서 양쪽 무릎 당기기 ④ 누워서 양쪽 무릎으로 원 그리기 ⑤ 누워서 한쪽 다리 들기 ⑥ 누워서 발꿈치 당기기	▶26 ▶28 ▶28 ▶30 ▶31 ▶29

2주차

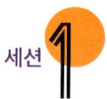

유산소 운동+스트레칭 세트3

유산소 운동	최대심박수 65%로 6분 + 최대심박수 70%로 6분 + 최대심박수 70~75%로 4분 + 최대심박수 70%로 4분 + 최대심박수 65%로 4분 쿨다운 : 최대심박수의 65% 이하로 3~5분
스트레칭 세트3 ① 누워서 엉덩이 들기 ② 누워서 어깨 들고 무릎 당기기 ③ 누워서 다리 걸치기	▶39 ▶38 ▶38

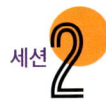

유산소 운동+스트레칭 세트4

유산소 운동	최대심박수 65%로 6분 + 최대심박수 70%로 6분 + 최대심박수 70~75%로 8분 + 최대심박수 65%로 4분 쿨다운 : 최대심박수의 65% 이하로 3~5분
스트레칭 세트4 ❶ 뒷목 풀어주기 ❷ 양팔 바깥으로 밀어내기 ❸ 양팔 뒤로 모아 가슴 펴기 ❹ 양팔 모아 앞으로 밀어내기 ❺ 서서 상체 숙이기 ❻ 서서 기지개 펴기	▶40 ▶41 ▶42 ▶44 ▶46 ▶48

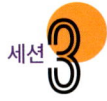

유산소 운동+스트레칭 세트3

유산소 운동	최대심박수 65%로 6분 + 최대심박수 70%로 6분 + 최대심박수 70~75%로 12분 + 최대심박수 65%로 4분 쿨다운 : 최대심박수의 65% 이하로 3~5분
스트레칭 세트3 ❶ 누워서 엉덩이 들기 ❷ 누워서 어깨 들고 무릎 당기기 ❸ 누워서 다리 걸치기	▶39 ▶38 ▶38

3주차

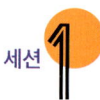 세션 1

유산소 운동+스트레칭 세트5

유산소 운동	최대심박수 65%로 6분 + 최대심박수 70%로 6분 + 최대심박수 75%로 4분 + 최대심박수 70%로 4분 + 최대심박수 65%로 4분 쿨다운 : 최대심박수의 65% 이하로 3~5분
스트레칭 세트5 ① 햄스트링 늘리기 ② 서서 발꿈치 당기기 ③ 서서 골반 움직이기	▶50 ▶52 ▶53

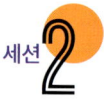 세션 2

유산소 운동+스트레칭 세트6

유산소 운동	최대심박수 65%로 10분+ 최대심박수 70%로 8분 + (최대심박수 75%로 3분 + 최대심박수 65%로 1분)×3회 쿨다운 : 최대심박수의 65% 이하로 3~5분
스트레칭 세트6 ① 무릎 대고 엎드려 등 올리기 ② 짐볼에 양팔 올려 척추 늘리기 ③ 한쪽 무릎 대고 다리 늘리기 ④ 엎드려 발목 당기기 ⑤ 무릎 꿇고 엎드리기	▶54 ▶55 ▶56 ▶58 ▶59

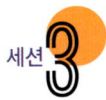

유산소 운동+스트레칭 세트5

유산소 운동	최대심박수 65%로 4분 + 최대심박수 70%로 4분 + 최대심박수 75%로 10분 + 최대심박수 70%로 4분 + 최대심박수 65%로 4분 쿨다운 : 최대심박수의 65% 이하로 3~5분
스트레칭 세트5 ① 햄스트링 늘리기 ② 서서 발꿈치 당기기 ③ 서서 골반 움직이기	▶50 ▶52 ▶53

2단계
코어의 힘을 기르자

2단계 운동의 목표는 **몸 중심부(코어) 근육을 강화**하는 데 있다. 코어 근육이 자세를 유지하고 몸을 움직이는 것은 물론 허리 관련 문제들의 예방에 얼마나 큰 중요성을 지니고 있는지는 이미 잘 알려져 있다. 이번 운동들 역시 주로 **바닥에 눕거나 엎드려 하는 동작**들로 구성되어 있는데, 눕거나 엎드릴 경우 척추를 단단하게 받쳐줄 수 있을뿐더러 잘못된 자세를 빠르게 파악할 수 있기 때문이다.

여기서는 특히 엉치뼈(천골)부터 두개골 아래쪽(두개기저)에 이르기까지 척추를 따라 자리 잡고 있는 소근육들을 가리키는 **척주기립근**과 배 앞쪽의 **복근**의 강화를 중점적으로 다루고 있다. 그야말로 **인체의 코어 부분**을 차지하고 있는 이 근육들이 힘을 얻으면 몸의 안정성도 높아지고 움직이는 힘도 강해질 것이다.

한편 각각의 동작들을 아무리 열심히 하더라도 호흡, 속도, 정확도를 지키지 않는다면 결코 목표에 도달할 수 없을 것이다. 스트레칭 운동보다 더 **강하고 긴 호흡**을 하면서 **느린 속도 혹은 보통 속도**로(다음 페이지 참고) 척추의 정렬을 잘 유지하며 모든 **동작의 범위를 정확하게** 지켜야 한다. 숨을 다 내뱉을 쯤에는 복부를 당기며 힘을 강하게 주어(배꼽이 척추 쪽으로 당겨지는 느낌으로) 복부의 심층부까지 힘이 가해지도록 한다.

여기서의 **복근 운동**은 모두 효율적이고 간단한 동작들로 구성되어 있다. 특히 요근에 많은 긴장을 가하지 않아도 되기 때문에 허리를 더욱 휘도록 만들 위험이 적다.

한편, 누워서 하는 동작에서는 뒷목 아래에 **수건**이나 작은 쿠션 등을 깔아 **경추를 보호**할 수 있도록 한다. 운동 중에는 몸의 각 부분이 바르게 정렬되어 있는지 확인하며 끊임없이 자세를 고쳐야 하며, 어깨는 올라가지 않도록 주의하고 침착하게 심호흡하면서 진행한다. 엎드려 하는 운동들이 허리에 너무 많은 힘을 가하는 것 같다면 **무릎 대고 엎드려 균형 잡기**(78쪽*)처럼 무릎을 바닥에 대고 엎드리거나, **누워서 엉덩이 들기**(76~77쪽*)처럼 등을 대고 눕는 동작으로 응용해도 좋다.

복근 운동

어떤 속도로 해야 할까?

동작28~33은 느린 속도(4-4박자로 6~12회 반복) 또는 보통 속도(2-2박자로 10~20회 반복)로 실시하고, 움직임의 범위를 정확하게 지키며, 근육이 수축될 때 숨을 내쉬고 이완될 때 들이마시는 등 호흡에도 주의한다.

몸을 움직이는 동적인 동작이 끝난 뒤에는 10초 혹은 20~30초 정도 자세를 유지하는 정적인 동작을 추가해도 좋다.

한편, 동작 34, 35는 복부의 심층부 근육을 강화해주는 버티기 운동으로, 둘을 세면서 숨을 들이마시고 넷을 세면서 내뱉는 2-4박자로 진행하면 좋다. 숨을 내뱉을 때는 폐 속을 비우면서 배꼽이 척추 쪽으로 당겨지는 느낌으로 호흡한다.

운동별 속도표

동작28~33 느린 속도(4-4박자)	동작28~33 보통 속도(2-2박자)	동작28~33 정적자세+동적자세	동작34~35 정적자세
구간별 박자 : • 넷을 세면서 몸을 일으킨다 • 넷을 세면서 몸을 내린다 구간별 시간 : 6~7초 • 6회 반복 : 36~42초 • 9회 반복 : 54~63초 • 12회 반복 : 72~84초	구간별 박자 : • 둘을 세면서 몸을 일으킨다 • 둘을 세면서 몸을 내린다 구간별 시간 : 3~4초 • 10회 반복 : 30~40초 • 15회 반복 : 45~60초 • 20회 반복 : 60~80초	몸을 일으킨 자세를 10초 또는 20~30초 동안 유지	30~60초 동안 유지

28 누워서 어깨 들기

간단한 동작이지만 복부 근육 전체를 강화시켜주는 운동으로,
어깨를 들어 올리면서 숨을 깊게 내쉬도록 주의한다.

1 등을 대고 누워 척추를 중립 상태로 정렬하고, 무릎은 세워 발꿈치를 엉덩이 쪽으로 끌어당긴다. 손가락 끝을 관자놀이 또는 귀 뒤에 붙이고, 어깨에 긴장이 실리지 않도록 팔꿈치는 살짝 위쪽으로 향하게 한다.

2 시선은 하늘을 바라본 상태로 숨을 깊게 들이마신 뒤 내쉬면서 둘 또는 넷을 세며 머리와 날개뼈를 들어 올린다. 다시 둘 또는 넷을 세며 날개뼈가 바닥에 닿을 때까지 내려온다. 필요한 횟수만큼 동일한 박자로 반복한다.

3 목을 보호하기 위해 다음 사항들에 주의한다.
- 뒷목에 힘을 주지 않는다.
- 어깨를 내릴 때 머리가 바닥에 닿지 않도록 한다.
- 턱 끝을 가슴 쪽으로 당기지 않는다.

● **세트당 6~20회를 기준으로 2~3세트 반복**한다. 박자는 필요에 따라 적용하고(67쪽*의 표 참고) 각 세트 사이에는 1~2분 정도 휴식한다. 이때 누워서 몸 늘리기(36쪽)로 몸을 풀어줘도 좋다.

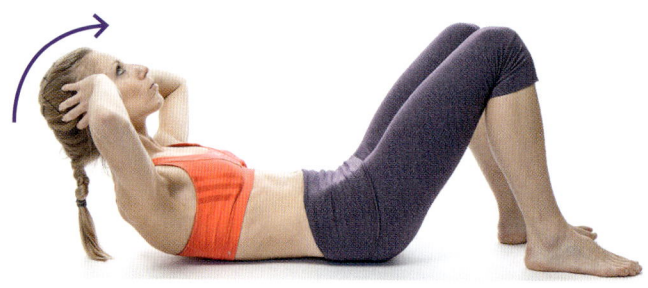

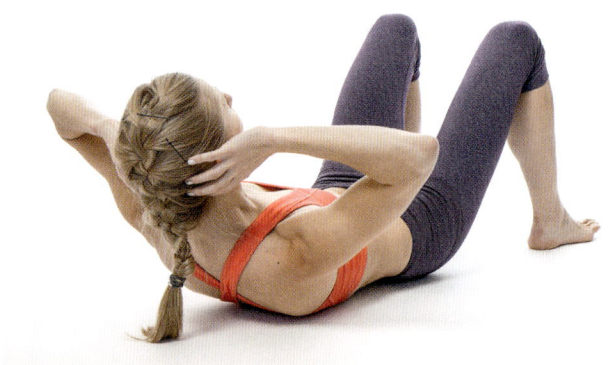

응용동작

수건으로 어깨 들기

수건으로 머리를 받친 채 운동하면 경추를 보호하는 데 도움이 된다.

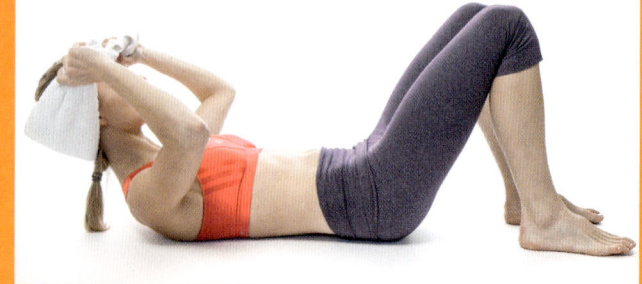

29 누워서 골반 들기

이 운동은 다리의 무게까지 버텨야 하기 때문에 앞 동작에 비해 난이도가 높다.
자칫하면 허리에 긴장을 가할 수 있으므로 정확한 움직임과 빠른 속도를 지키는 것이 중요하다.
특히 처음 자세로 돌아갈 때 무릎이 허리선을 넘지 않도록 주의한다.

1 앞 동작의 처음 자세에서 양쪽 무릎을 하나씩 허리선 위로 끌어 올린다. 허리의 상태에 따라 양발은 위로 올려도 되고 엉덩이 쪽으로 붙여도 된다.

2 숨을 깊게 들이마신 뒤 내쉬면서 둘 또는 넷을 세며 척추를 둥글게 말아 엉덩이를 위로 들어 올린다.

3 다시 숨을 들이마시면서 둘 또는 넷을 세며 엉덩이를 바닥에 내려놓는다. 필요한 횟수만큼 반복한다.

● **세트당 6~20회를 기준으로 2~3세트 반복**한다. 박자는 필요에 따라 적용하고 각 세트 사이에는 1~2분 정도 휴식한다.

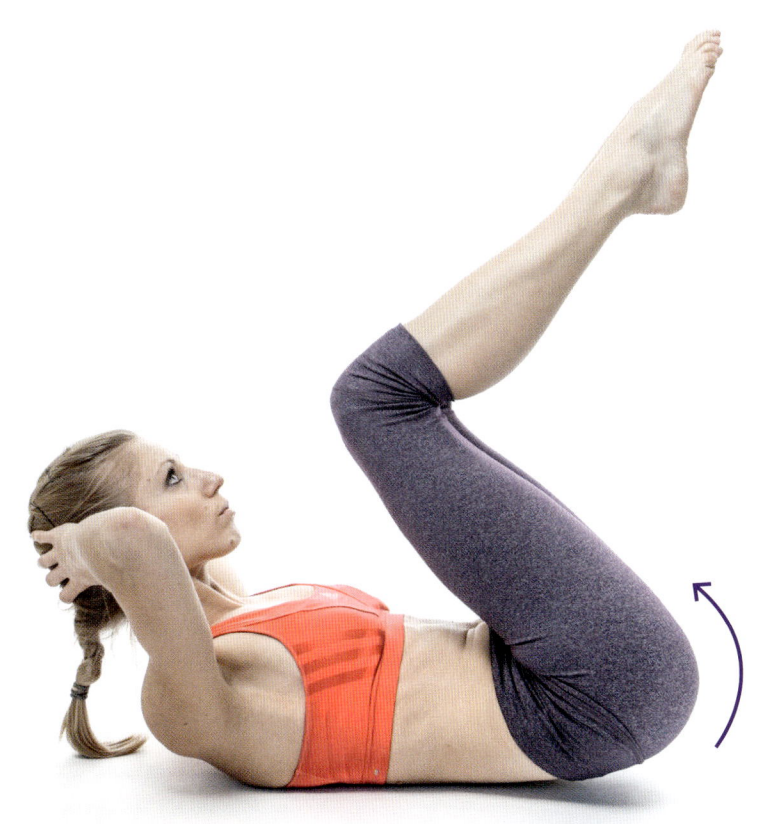

30 누워서 어깨와 골반 들기

이 동작은 상체와 하체 사이의 연결에도
주의를 기울여야 하는
비교적 까다로운 운동이다.

1 앞 동작의 처음 자세를 취한다. 무릎은 허리선 위로 올리고 머리는 바닥에서 살짝 뗀 뒤 시선은 위쪽을 향하도록 한다.

2 숨을 깊게 들이마시고 다시 내쉬면서 둘 또는 넷을 세며 날개뼈와 엉덩이를 들어 올린다. 다시 둘 또는 넷을 세며 처음 자세로 돌아간다.

● **6~20회를 기준으로 2~3세트 반복**한다. 박자는 필요에 따라 적용하고 각 세트 사이에는 1분 정도 휴식한다. 각 세트를 끝낼 때는 숨을 작게 쉬며 어깨와 엉덩이를 들어 올린 자세를 10~20초간 유지하는 버티기 동작을 추가하면 좋다.

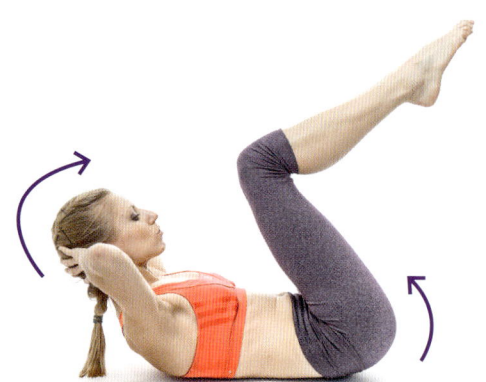

31 누워서 무릎에 손 올리기

간단하면서도 허리 군살을 정리하는 데
효과적인 운동으로,
골반과 무릎을 안정적으로 유지해야 한다.

1 동작28의 처음 자세에서 둘 또는 넷을 세며 왼쪽 어깨를 들어 오른쪽 무릎 방향으로 당겨준다. 동시에 왼쪽 팔을 뻗어 왼손이 오른쪽 무릎 위 또는 무릎 바깥쪽에 닿도록 한다.

2 둘 또는 넷을 세며 왼손을 관자놀이에 올리며 왼쪽 어깨를 다시 바닥에 내려놓는다. 필요할 횟수만큼 반복한다.

● **세트당 6~20회를 기준으로 1세트 반복**한다. 박자는 필요에 따라 적용하고, 방향을 바꾸어 반복한다. 1~2분 간 휴식하며 누워서 척추 비틀기(35쪽*)를 실시한다. 휴식을 포함해 한쪽당 2~3차례 연달아 반복한다.

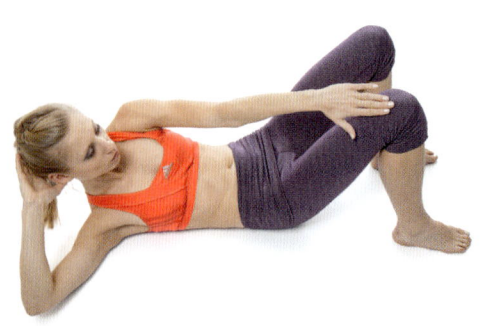

32 누워서 무릎과 팔꿈치 당기기

앞 동작보다는 조금 더 어려운 운동으로, 여기서도 하체를 안정적으로 유지하는 게 중요하다.
팔꿈치의 위치는 측면을 향해 열린 상태를 유지한다.

1 등을 대고 누워 왼쪽 발목을 오른쪽 무릎 위에 올리고, 오른쪽 손끝은 귀 뒤에 붙인다. 움직임을 원활하게 하기 위해 왼쪽 팔을 바닥에 붙여 뻗어 어깨와 직선을 이루도록 한다.

2 숨을 깊게 들이마신 뒤 내쉬면서 둘 또는 넷을 세며 오른쪽 어깨를 들어 올려 왼쪽 무릎 방향으로 당겨준다. 이때 오른쪽 날개뼈도 바닥에서 들려 있어야 하며 시선은 왼쪽 무릎을 바라본다.

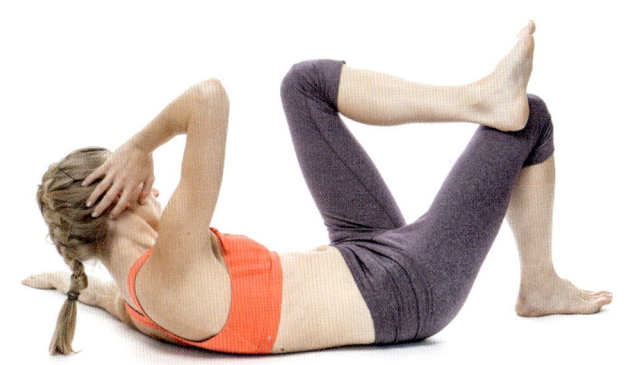

3 숨을 들이마시면서 둘 또는 넷을 세며 어깨를 다시 바닥에 내려놓는다. 단, 머리는 바닥에 닿지 않도록 한다.

세트당 6~20회를 기준으로 1세트 반복한다. 박자는 필요에 따라 적용하고, 방향을 바꾸어 반복한다. 1~2분 간 휴식하며 누워서 척추 비틀기(35쪽*)를 실시한다. 휴식을 포함해 한쪽당 2~3차례 연달아 반복한다.

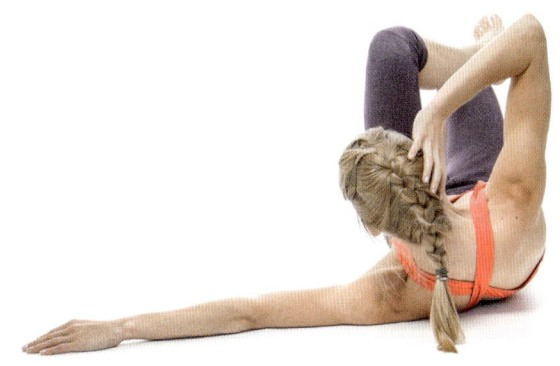

33 누워서 팔다리 올리기

앞 동작을 응용한 운동으로, 한쪽 손과 반대편 발끝이 수직을 이루도록 주의한다.

1 등을 대고 누운 상태에서 왼쪽 다리를 위로 뻗어 왼쪽 발끝이 허리선 위에 위치하도록 한다.

2 숨을 깊게 들이마신 뒤 오른쪽 어깨를 들어 왼발 쪽으로 당겨준다.

3 동시에 둘 또는 넷을 세며 오른쪽 팔을 뻗어 오른손 끝이 왼쪽 발끝이나 왼쪽 발목 가까이까지 올라오도록 한다.

4 숨을 들이마시면서 둘 또는 넷을 세며 처음 자세로 돌아간다. 필요한 횟수만큼 반복한다.

🔸 **세트당 6~20회를 기준으로 1세트 반복**한다. 박자는 필요에 따라 적용하고, 방향을 바꾸어 반복한다. 1~2분간 휴식하며 누워서 척추 비틀기(35쪽*)를 실시한다. 휴식을 포함해 한쪽당 2~3차례 연달아 반복한다.

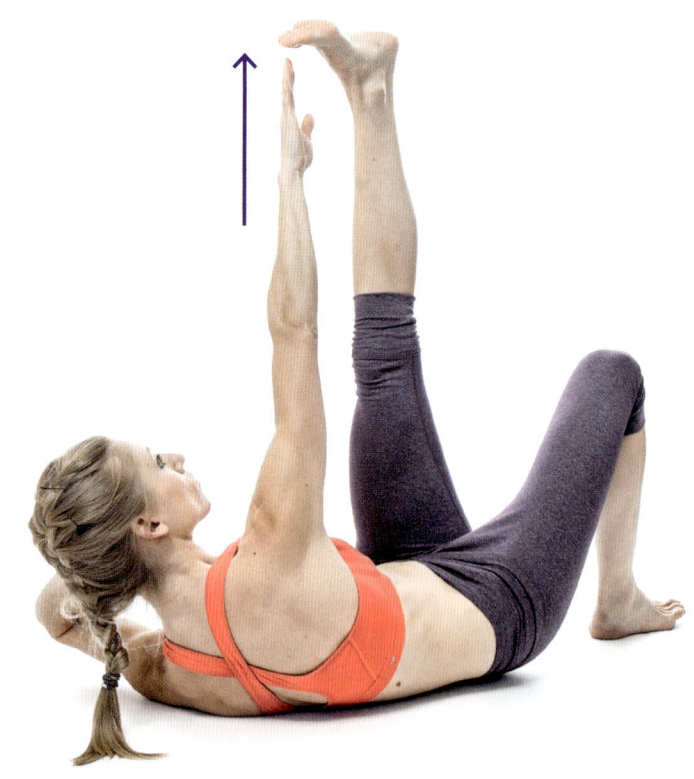

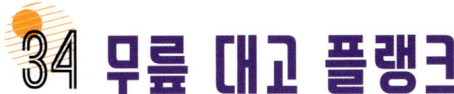 34 무릎 대고 플랭크

무릎을 대고 하는 플랭크 자세는 복근과 척추신근의 힘을 동시에 길러주는 이상적인 운동으로,
몸 전체의 안정성을 높여주는 효과도 있다.

1 무릎을 대고 엎드려 손목은 어깨와, 무릎은 허리와 수직을 그리도록 한다. 척추는 중립 상태를 유지한다.

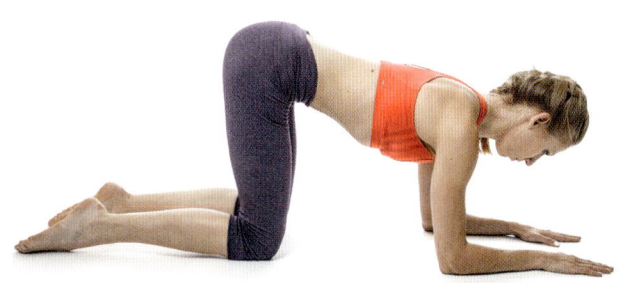

2 팔꿈치를 굽혀 아래팔이 바닥에 닿도록 내린 뒤 다리를 천천히 뻗으며 상체가 바닥과 평행하도록 자세를 잡는다. 어깨부터 팔꿈치까지는 수직선을, 어깨부터 허리까지는 수평선을 이루어야 한다. 시선을 바닥을 향하도록 하고 척추는 곧은 상태를 유지하도록 하면서 아래팔에 힘을 가해 바닥을 밀어낸다.

3 마지막 자세를 유지한 채로 심호흡한다. 숨을 다 내뱉을 쯤 복부에 힘을 주어 복근과 척추 근육들이 수축 상태를 계속 유지하도록 한다.

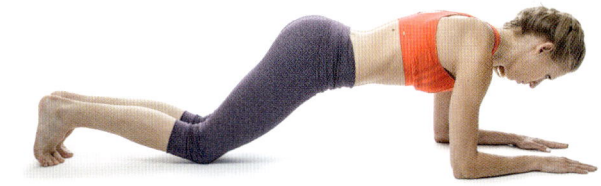

● **이 자세를 30~60초 동안 유지**한 뒤 잠시 휴식하며 무릎 꿇고 엎드리기(59쪽*)로 허리의 긴장을 풀어준다. 1~2세트 반복한다.

35 무릎 떼고 플랭크

무릎을 떼고 다리를 일자로 뻗어서 하는 플랭크 자세는 코어 부분을 강화시키는 효과가 있다.
호흡에 주의하고, 아래팔로 바닥을 밀어내며 버틸 때 어깨가 올라가지 않도록 해야 한다.
척추는 항상 곧은 상태를 유지한다.

1 앞 동작의 처음 자세를 취한다. 무릎과 아래팔은 바닥에 닿도록 내린다.

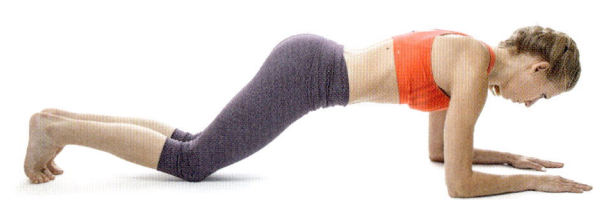

2 다리를 한쪽씩 완전히 편 뒤 발끝을 당겨 바닥을 디딘다.

3 복근에 힘을 강하게 준다. 이때 호흡이 흐트러지지 않도록 하고, 허리부터 어깨까지가 계속해서 수평을 유지하도록 주의한다.

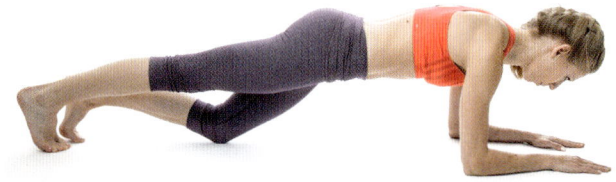

4 허리에서 통증이 조금이라도 느껴지면 바로 무릎을 내려 바닥에 댄다.

◉ **이 자세를 20~45초 동안 유지**한 뒤 잠시 휴식하며 무릎 꿇고 엎드리기(59쪽*)로 허리의 긴장을 풀어준다. 1~2세트 반복한다. 두 발을 모으거나 스텝박스 위에 발을 올리고 실시하면 난이도를 더 높일 수 있다.

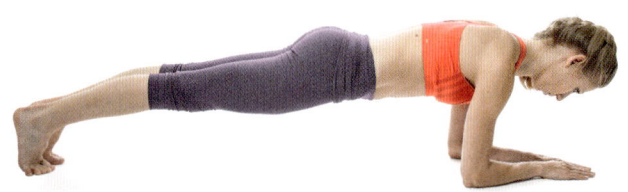

누워서 하는 척추운동

어떤 속도로 해야 할까?

자세 유지에 핵심적인 역할을 하며 척추를 따라 자리 잡고 있는 근육들은 특히 정적인 동작에서 크게 반응하며, 동적인 동작을 느린 속도로 하거나 폭을 줄여 운동할 때에도 사용된다.

동작36~39는 근육을 수축시킨 상태로 30초 또는 1~2분 동안 유지한 뒤 휴식을 풀어주는 운동으로 구성되어 있으며, 여러 세트를 반복하여 실시한다. 동작40~43은 움직임의 폭이 커지지 않도록 주의하며, 느린 속도(8박자) 또는 보통 속도(4박자)로 운동한다. 이 동작들 역시 몸을 들어 올린 상태에서 근육을 수축하며 유지하는 버티기 단계를 함께 해주면 더 좋다.

36 누워서 엉덩이 들기

앞서 스트레칭 단계에서도 사용된 적 있는 동작이지만,
여기서는 특히 자세 유지의 핵심 역할을 하는 척추신근을 강화하는 데 사용된다.

1 동작11(38쪽*)을 실시한다. 허벅지와 상체는 일직선을 그리도록 하고, 엉덩이에 너무 많은 힘이 들어가지 않도록 주의하여 척추 근육들에 집중적으로 힘을 싣도록 한다.

2 어깨를 바닥으로 눌러주며 흉부에 당기는 느낌이 드는지 반드시 확인한다.

3 양팔로 바닥을 누르지 않도록 주의하며 엉덩이를 들어 올린 자세를 일정 박자동안 유지한 뒤 척추를 위에서부터 아래로 둥글게 말아주며 상체를 바닥에 내려놓는다. 이때 복근에 힘을 주면 더욱 쉬워진다.

● **엉덩이를 들어 올린 자세를 1~4분간 유지**한 뒤, 동작 2·3·12(28쪽*, 38쪽*) 등으로 허리를 풀어주고 다시 처음부터 1~3회 반복한다.

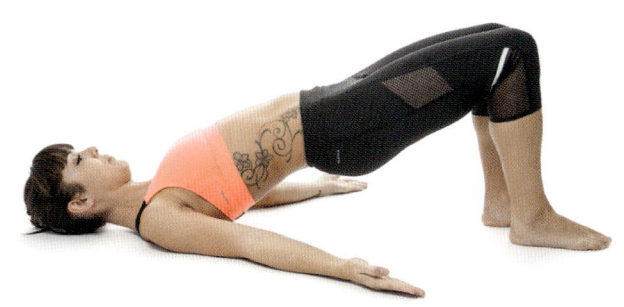

37 누워서 엉덩이 들기: 응용동작

기본동작을 충분히 익혔다면 다음의 네 가지 응용동작을 활용해보자.

1 무릎 직각으로 올려 엉덩이 들기

1 앞 동작의 엉덩이를 들어 올린 자세에서 양쪽 발과 무릎을 거의 닿을 때까지 모아준다. 이때 어깨, 허리, 무릎이 직선을 유지하도록 주의한다.

2 오른쪽 무릎을 들어 허리와 수직을 이루도록 끌어당긴 뒤 30초~1분간 유지한다. 오른쪽 발을 천천히 바닥에 내려놓고 발을 바꾸어 반복한다.

3 척추를 위에서부터 아래로 둥글게 말아주며 상체를 바닥에 내려놓는다.

원하는 난이도에 따라 **다리 한쪽당 20초~1분간 유지를 기준으로 2~3세트 반복**한다. 골반이 안정되도록 주의하고, 각 세트 사이에는 잠시 휴식하며 동작2~6(28~31쪽*)을 실시한다.

2 다리 위로 뻗어 엉덩이 들기

1 앞 동작을 따르되, 들어 올린 다리를 일자로 뻗어준다. 팔은 바닥에 붙이고 손바닥은 하늘을 향하도록 둔다. 들어 올린 다리의 발, 무릎, 허리가 수직을 유지하도록 주의한다.

원하는 난이도에 따라 **다리 한쪽당 20~30초간 유지를 기준으로 2~3세트 반복**한다. 골반이 안정되도록 주의하고, 각 세트 사이에는 잠시 휴식하며 동작2~6(28~31쪽*)을 실시한다.

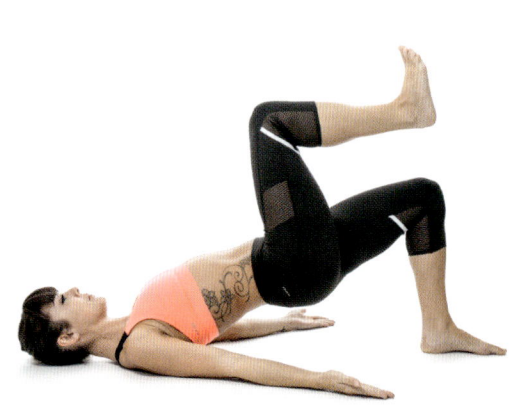
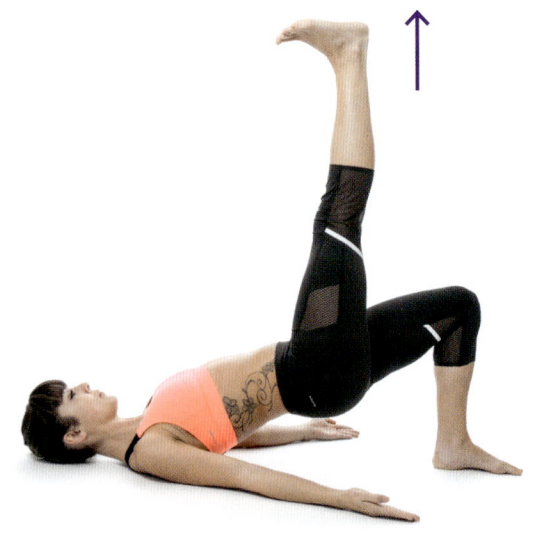

3 다리 대각선으로 뻗어 엉덩이 들기

1 앞 동작을 따르되, 이번에는 들어 올린 다리(여기서는 오른쪽 다리)를 대각선으로 뻗어 상체와 일직선을 이루도록 한다. 골반이 균형을 잃지 않도록 주의한다.

2 오른쪽 다리가 대각선을 이룬 상태에서 왼쪽 엉덩이에 강하게 힘을 주며 양쪽 발꿈치를 각각 밀어준다.

● **마지막 자세를 15~30초간 유지**한 뒤 발을 바꾸어 처음부터 반복한다. 잠시 휴식하며 동작2~6(28~31쪽*)을 실시한다. 다리 한쪽당 1~2회씩 반복한다.

4 다리로 원 그리며 엉덩이 들기

1 앞 동작의 마지막 자세에서 골반 균형 유지에 주의하며 들어 올린 다리로 공중에 원을 그려준다. 왼쪽으로 8번, 오른쪽으로 8번 회전한다.

2 잠시 허리를 바닥에 붙였다가 발을 바꾸어 처음부터 반복한다.

● **한쪽 다리로 1회 운동**한 뒤 발을 바꾸어 반복한다. 잠시 휴식하며 동작2~6(28~31쪽*)을 실시한다. 다리 한쪽당 1~2회씩 반복한다.

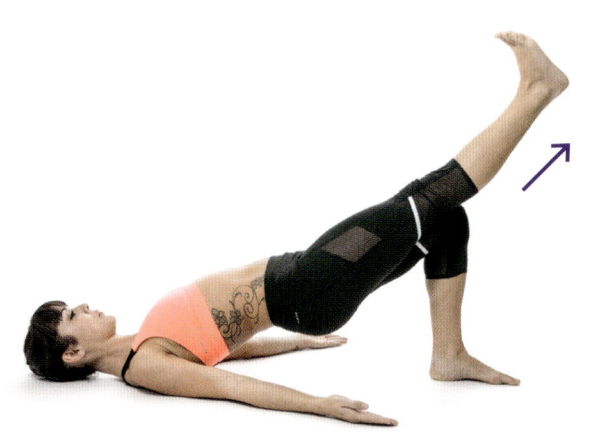
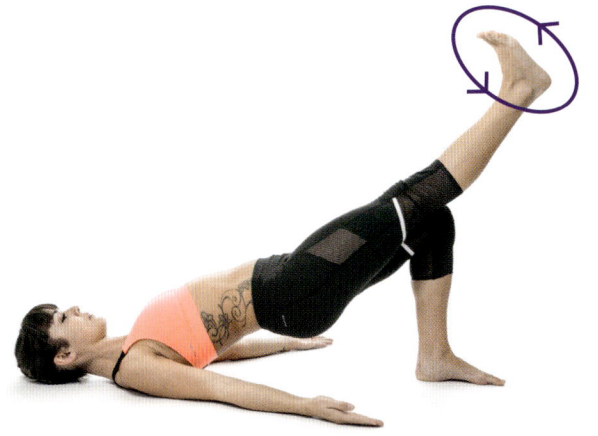

38 한쪽 무릎 대고 엎드려 균형 잡기

이 동작은 안정성을 길러주는 운동으로, 팔, 상체, 뒷다리가 완벽한 수평선을 이루어야 한다.

1 무릎을 대고 엎드린 상태에서 손목은 어깨와, 무릎은 허리와 수직을 이루도록 둔다. 시선은 바닥을 바라보고 척추는 중립 상태를 유지한다.

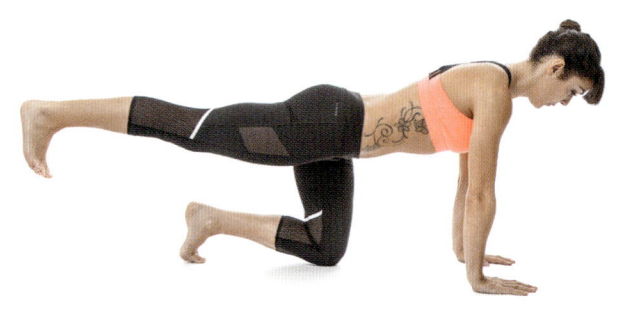

2 오른쪽 다리를 뒤로 뻗어 허리와 일직선이 되도록 하고 발끝은 당겨 살짝 구부린다. 균형을 잡은 뒤 왼쪽 팔을 앞으로 뻗어 어깨와 일직선이 되도록 한다. 손바닥은 안쪽을 향하게 한다.

3 어깨와 허리의 자세를 안정적으로 유지하며 뻗은 팔과 다리의 양 끝을 바깥쪽으로 밀어준다. 호흡이 흐트러지지 않도록 유의한다.

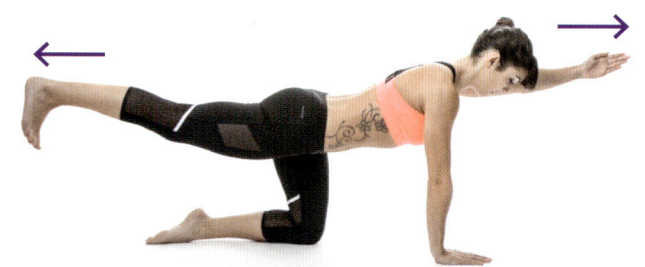

🌀 **마지막 자세를 30초~1분 동안 유지**한 뒤 팔다리를 반대 방향으로 바꾸어 반복한다. 잠시 휴식하며 무릎 꿇고 엎드리기(59쪽*)를 실시한다.

응용동작

팔다리 옆으로 뻗어 균형 잡기

1) 기본동작의 처음 자세에서 오른쪽 다리를 오른쪽으로 뻗어 오른발이 허리 높이에 오도록 한다. 왼쪽 팔은 왼쪽으로 뻗어 손목이 어깨 높이에 오도록 한다.

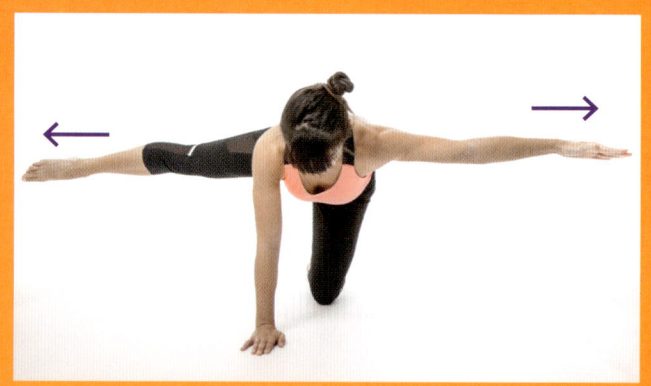

🌀 **이 자세를 30초~1분 동안 유지**한 뒤 팔다리를 반대 방향으로 바꾸어 반복한다. 잠시 휴식하며 무릎 꿇고 엎드리기(59쪽*)를 실시한다.

39 한쪽 무릎 대고 버티기: 응용동작 네 가지

이번 버티기 동작은 코어 부분을 집중적으로 강화시키는 운동으로,
바닥에 댄 무릎이 바깥쪽을 보도록 하고 반대쪽 다리와 일직선을 이루도록 한다.

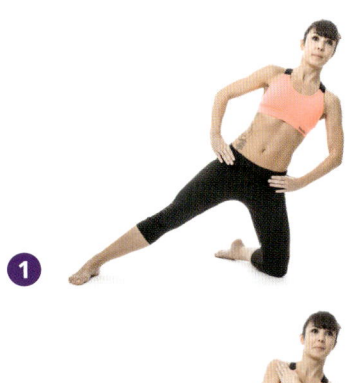

1 바르게 선 상태에서 양쪽 무릎을 하나씩 굽혀 바닥에 내려 놓은 뒤 오른쪽 다리를 오른쪽으로 뻗어준다. 오른쪽 발끝과 왼쪽 무릎이 일직선을 그리도록 한다.

2 상체와 오른쪽 다리가 일직선을 이루도록 하며 코어에 힘을 실어준다.

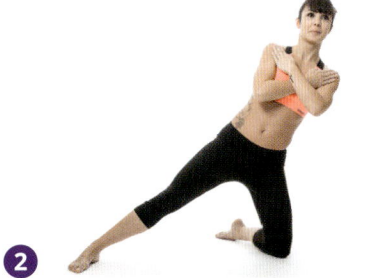

3 다음과 같이 팔의 위치를 바꿔가며 난이도를 조절할 수 있다.
  ① 허리에 손 올리기 (1단계)
  ② 가슴 앞에서 양팔 교차 (2단계)
  ③ 관자놀이에 손끝 대기 (3단계)
  ④ 양팔을 뻗어 상체와 일직선 그리기 (4단계)

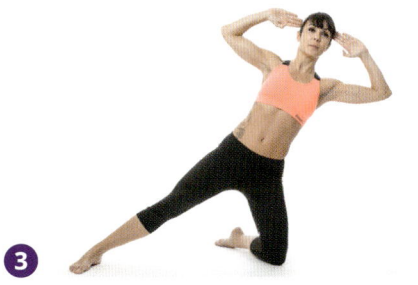

● **네 가지 응용동작**을 각각 15~30초씩 유지하며 연달아 실시하거나, 한 가지 자세로 30초~1분간 유지한다. 반대 방향으로 바꾸어 반복한 뒤 잠시 휴식하며 누워서 척추 비틀기(35쪽*)를 실시한다.

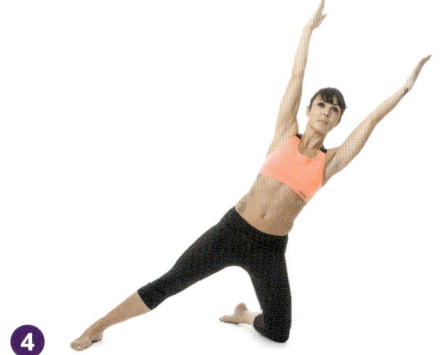

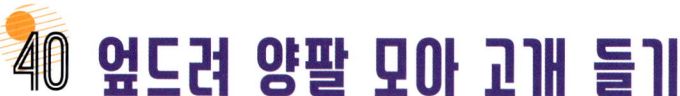 엎드려 양팔 모아 고개 들기

천천히 움직여 허리에 무리가 가지 않도록 주의하고,
척추전만증의 경우 배 아래에 쿠션을 대고 운동하는 것이 좋다.

1 배를 대고 엎드린 상태에서 두 손을 포개어 이마 아래에 놓는다.

2 턱 끝을 가슴 쪽으로 당겨 경추를 보호한다. 발끝을 세워 몸 쪽으로 당겨준 뒤 발가락에 힘을 주어 바닥을 디디도록 한다.

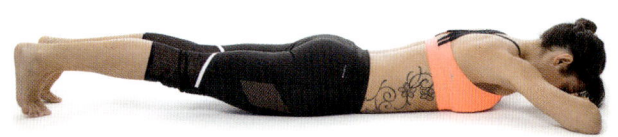

3 숨을 들이마신 뒤 다시 내쉬면서 둘을 세며 머리, 팔, 어깨를 들어 올린다. 시선을 바닥을 향하도록 한다. 고개를 든 자세를 1초간 유지한 뒤 다시 숨을 내쉬면서 둘을 세며 몸을 내린다.

6~12회 정도 반복하고, 필요할 경우 어깨를 들어 올린 자세를 10~20초간 유지한다. 호흡이 흐트러지지 않도록 주의한다. 무릎 대고 엎드려 등 올리기(54쪽*)나 무릎 꿇고 엎드리기(59쪽*)로 허리를 풀어준다.

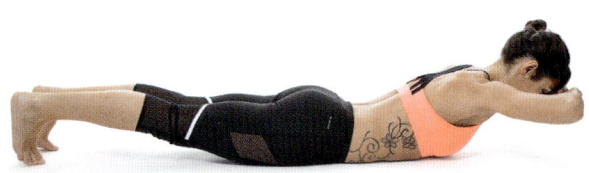

41 엎드려 고개 들고 양팔 뒤로 모으기

척추를 늘리는 동작과 팔을 안쪽으로 모아주는 동작이 혼합되어 있는 이 운동은,
등의 안쪽 및 바깥쪽에 위치한 근육들을 모두 사용할 수 있게 해준다.

1 동작40의 처음 자세에서 양손을 이마 아래에 놓은 채로 다음의 네 동작을 순서대로 실시한다.
- 하나, 숨을 들이마시며 양손을 이마 아래에 고정한 채 머리, 팔, 어깨를 들어 올린다.
- 둘, 숨을 내쉬며 광배근에 힘이 실리는 느낌을 확인하며 양쪽 팔꿈치를 바깥쪽으로 원을 그리며 뒤쪽으로 모아준다.
- 셋, 숨을 들이마시며 양손을 다시 모아 이마 아래에 붙인다.
- 넷, 숨을 내쉬며 머리, 팔, 어깨를 바닥에 천천히 내려놓는다.

6~12회 정도 반복하고, 필요할 경우 어깨를 들고 양 팔꿈치를 모은 자세로 10~20초간 버티는 동작을 추가한다. 호흡이 흐트러지지 않도록 주의한다.

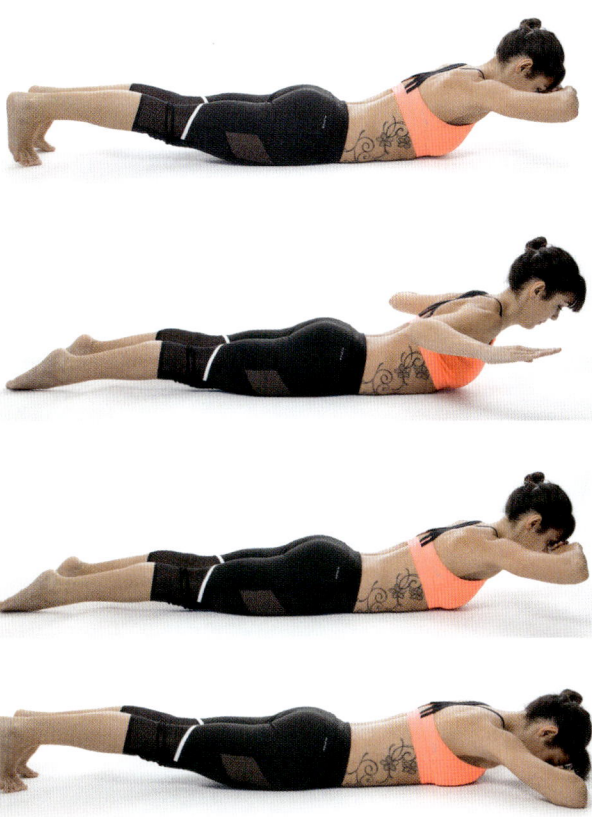

42 엎드려 팔다리 교차해 들기

한쪽 팔과 반대쪽 다리를 동시에 들어주는 운동이다.

1 배를 대고 엎드려 양팔을 앞으로 뻗어 바닥에 붙이고 발끝은 일자로 편다. 시선은 바닥에 고정하여 목을 보호한다.

2 오른쪽 허벅지와 왼쪽 팔을 둘을 세며 동시에 들어 올리고 1초간 유지한 뒤 다시 둘을 세며 내린다.

6~12회 정도 반복하고, 필요할 경우 팔다리를 들어 올린 자세를 10~20초간 유지한다. 호흡이 흐트러지지 않도록 주의한다. 방향을 바꾸어 똑같이 반복한 뒤 무릎대고 엎드려 등 올리기(54쪽*)나 무릎 꿇고 엎드리기(59쪽*)로 허리를 풀어준다.

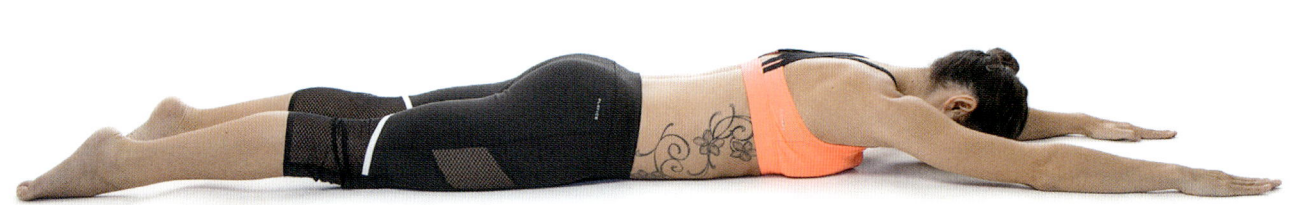

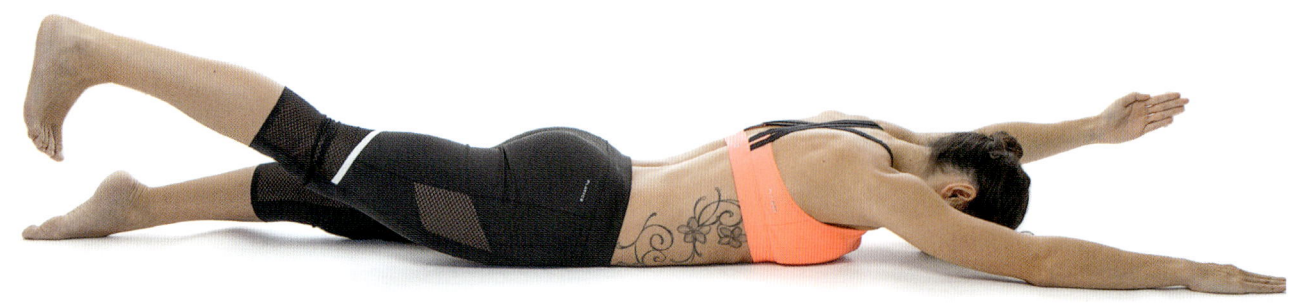

응용동작

1 무릎 굽혀 팔다리 들기

들어 올리는 다리를 굽혀주는 것만으로도 허벅지에 더 큰 힘을 실을 수 있다.

1) 기본동작의 처음 자세에서 한쪽 발을 들어 올려 무릎을 직각으로 굽힌다. 발꿈치와 무릎이 수직을 이루도록 하고 발끝은 굽혀준다. 직각으로 굽힌 다리와 반대쪽 팔을 동시에 천천히 들어 올린다. 허벅지가 바닥에서 들릴 때까지 다리를 올려준다.

2) 둘을 세며 자세를 유지한 뒤 다시 둘을 세며 몸의 힘을 풀어준다. 무릎이 바닥에 닿지 않도록 하고 다시 처음부터 반복한다.

● **6~12회 정도 반복**하고, 필요할 경우 팔다리를 들어 올린 자세를 10초간 유지한다. 호흡이 흐트러지지 않도록 주의한다. 방향을 바꾸어 똑같이 반복한 뒤 무릎대고 엎드려 등 올리기(54쪽*)나 무릎 꿇고 엎드리기(59쪽*)로 허리를 풀어준다.

2 상체 일으켜 팔다리 들기

이 응용동작은 허리에 더 큰 힘을 실어준다.

1) 상체를 일으킨 채로 팔다리를 교차하여 들어 올린다.

2) 응용동작(1)과 동일한 박자로 운동하고, 한 세트가 끝나면 팔다리의 방향을 바꾸어 처음부터 반복한다.

● **6~12회 정도 반복**하고, 필요할 경우 팔다리를 들어 올린 자세를 10초간 유지한다. 호흡이 흐트러지지 않도록 주의한다. 방향을 바꾸어 똑같이 반복한 뒤 무릎대고 엎드려 등 올리기(54쪽*)나 무릎 꿇고 엎드리기(59쪽*)로 허리를 풀어준다.

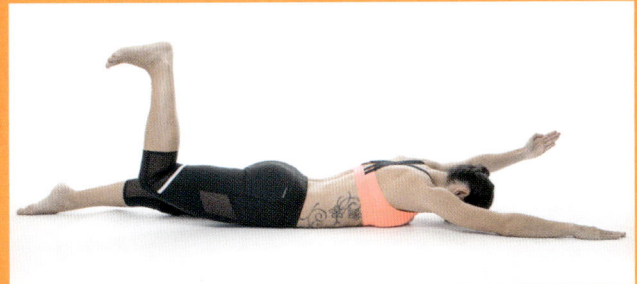
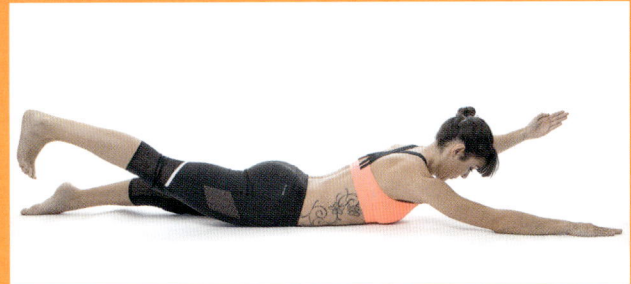

43 엎드려 양팔로 원 그리기

이 운동은 어깨를 강화하고 구부정한 등을 예방하는 데 매우 효과적이다.

1 배를 대고 엎드려 두 팔을 상체 옆에 내려놓고 손바닥을 하늘을 향하도록 둔다.

2 팔을 살짝 들어 올려 넷을 세면서 머리 위에서 양쪽 손바닥이 만날 때까지 양팔로 커다란 원을 그려준다.

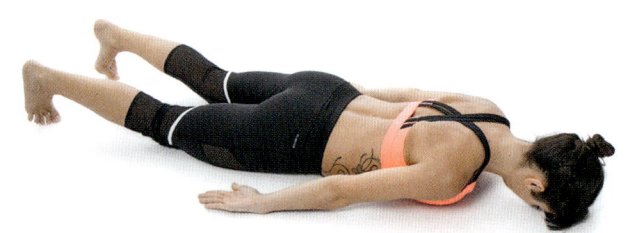

3 손바닥이 맞닿은 상태에서 둘을 세며 자세를 유지한 뒤 다시 넷을 세면서 처음 자세로 돌아간다.

4 팔이 움직일 때마다 손바닥의 방향도 바뀌어야 한다. 처음에는 하늘을 향하고 있지만 원을 그리는 중간에는 바닥을 향해야 머리 위에서 손바닥이 맞닿을 수 있다. 다시 원래 자세로 돌아갈 때도 중간에는 바닥을 향하다가 마지막에는 하늘을 향하도록 한다.

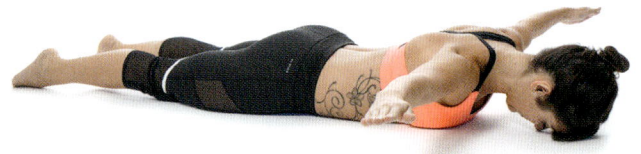

6~12회 정도 반복한 뒤 양팔을 바닥에 내려놓고 잠시 휴식한다. 무릎 대고 엎드려 등 올리기(54쪽*)나 무릎 꿇고 엎드리기(59쪽*)로 허리를 풀어준다.

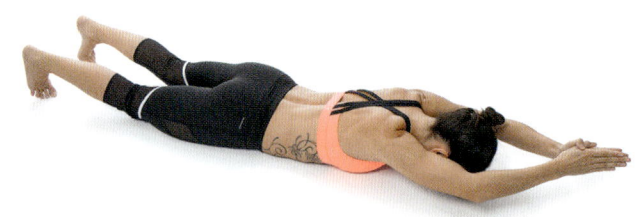

2단계 운동 프로그램

살펴보기

2단계 프로그램은 4주 프로그램으로, 각 주마다 세 개의 세션으로 구성되어 있으며 각 세션을 마친 뒤에는 하루 동안 휴식을 취한다. 각각의 세션에는 1단계 프로그램에 비해 더욱 강화된 유산소 운동을 포함하고 있으며, 세션1과 3에는 코어 운동 두 세트씩이, 세션2에는 스트레칭이 두세 세트 구성되어 있다. 세션1과 3의 마지막에는 한두 가지의 스트레칭 동작이 포함된다.

1주차 세션 1

유산소 운동 + 코어 운동 세트1·2

유산소 운동	최대심박수 65%로 4분 + 최대심박수 70%로 4분 + 최대심박수 75~80%로 4분 + 최대심박수 75%로 4분 + 최대심박수 65%로 4분 쿨다운 : 최대심박수의 65% 이하로 3~5분
코어 운동 세트1 ❶ 누워서 어깨 들기* ❷ 누워서 엉덩이 들기 ❸ 누워서 양쪽 무릎 당기기	▶68　▶75　▶28
코어 운동 세트2 ❶ 누워서 골반 들기* ❷ 누워서 엉덩이 들기 ❸ 누워서 양쪽 무릎으로 원 그리기 ❹ 누워서 척추 비틀기	▶69　▶75　▶29 ▶35
* 동적인 자세는 느린 속도(4-4박자로 6~12회 반복) 또는 보통 속도(2-2박자로 10~20회 반복)로 실시한다.	

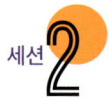

유산소 운동+스트레칭 세트1·2

유산소 운동	최대심박수 65%로 4분 + 최대심박수 70%로 4분 + (최대심박수 75~80%로 3분+최대심박수 65%로 1분)×3회 쿨다운 : 최대심박수의 65% 이하로 3~5분
스트레칭 세트1·2 ① 누워서 골반 움직이기 ② 누워서 한쪽 무릎 당기기 ③ 누워서 양쪽 무릎 당기기 ④ 누워서 양쪽 무릎으로 원 그리기 ⑤ 누워서 한쪽 다리 들기 ⑥ 누워서 발꿈치 당기기 ⑦ 누워서 어깨 돌리기 ⑧ 누워서 어깨 당기기 ⑨ 누워서 척추 비틀기 ⑩ 누워서 몸 늘리기	▶26 ▶28 ▶28 ▶29 ▶30 ▶31 ▶32 ▶34 ▶35 ▶36

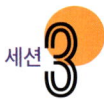

유산소 운동+코어 운동 세트3·4

유산소 운동	최대심박수 65%로 4분 + 최대심박수 70%로 4분 + 최대심박수 75%로 12분 + 최대심박수 70%로 4분 + 최대심박수 65%로 4분 쿨다운 : 최대심박수의 65% 이하로 3~5분
코어 운동 세트3 ① 누워서 어깨와 골반 들기※ ② 누워서 엉덩이 들기 ③ 누워서 엉덩이 들기 - 응용동작(1) ④ 누워서 한쪽 무릎 당기기 ⑤ 누워서 한쪽 다리 들기 ※ 1주차-세션1을 참고하여 동적인 자세를 느린 속도 또는 보통 속도로 실시한다.	▶70 ▶75 ▶76 ▶28 ▶30

코어 운동 세트4

1. 누워서 무릎에 손 올리기※
2. 한쪽 무릎 대고 엎드려 균형 잡기
3. 누워서 무릎 당기기
4. 누워서 척추 비틀기

※ 1주차-세션1을 참고하여 동적인 자세를 느린 속도 또는 보통 속도로 실시한다.

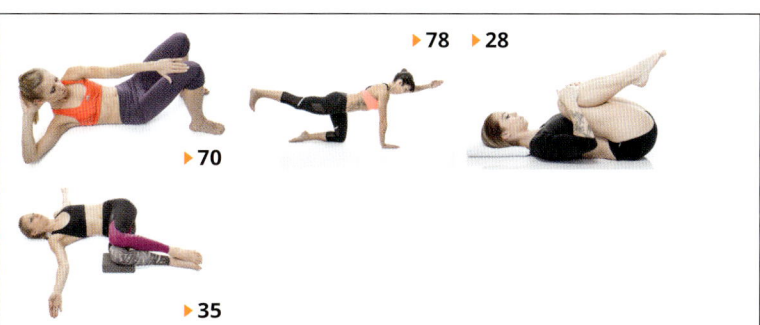

2주차

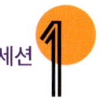

세션 1

유산소 운동+코어 운동 세트5·6

유산소 운동	최대심박수 65%로 6분+ 최대심박수 70%로 6분 + 최대심박수 75%로 4분 + 최대심박수 80%로 4분 + 최대심박수 70%로 4분 쿨다운 : 최대심박수의 65% 이하로 3~5분

코어 운동 세트5

1. 누워서 어깨 들기※
2. 누워서 골반 들기※
3. 누워서 엉덩이 들기
4. 누워서 엉덩이 들기 - 응용동작(1)
5. 누워서 엉덩이 들기 - 응용동작(2)
6. 누워서 한쪽 무릎 당기기
7. 누워서 한쪽 다리 들기

※ 1주차-세션1을 참고하여 동적인 자세를 느린 속도 또는 보통 속도로 실시한다.

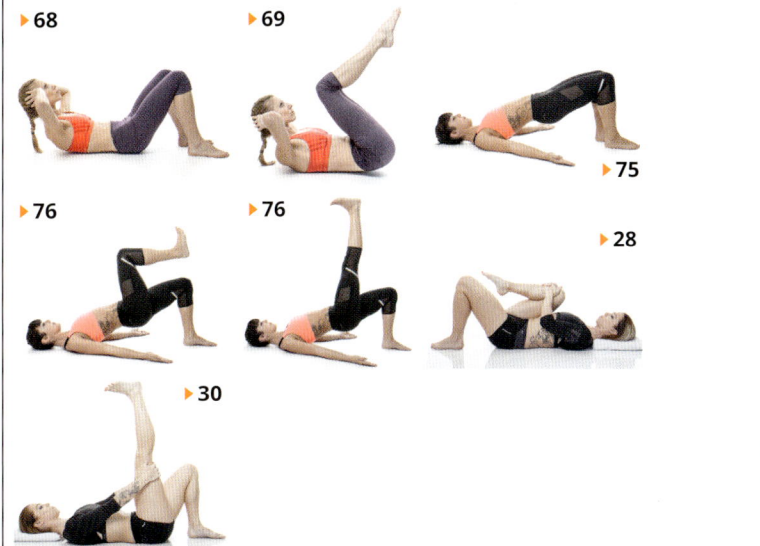

코어 운동 세트6

1. 누워서 팔다리 올리기※
2. 한쪽 무릎 대고 엎드려 균형 잡기
3. 누워서 척추 비틀기
4. 누워서 발꿈치 당기기

※ 1주차-세션1을 참고하여 동적인 자세를 느린 속도 또는 보통 속도로 실시한다.

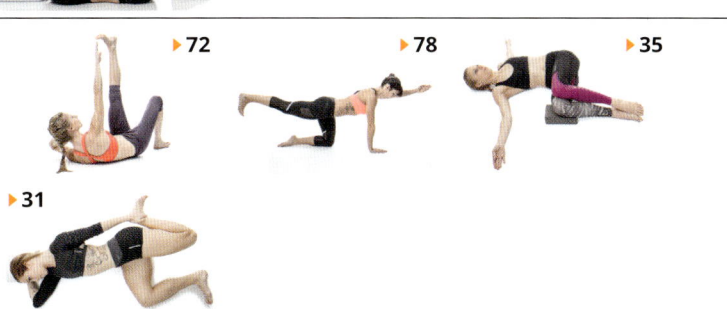

세션 2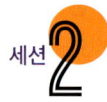

유산소 운동+스트레칭 세트3·4

유산소 운동	최대심박수 65%로 4분 + 최대심박수 70%로 4분 + 최대심박수 75%로 2분 + 최대심박수 80%로 2분 + (최대심박수 85%로 1분+최대심박수 70%로 2분)×4회 쿨다운 : 최대심박수의 65% 이하로 3~5분
스트레칭 세트3&4 ① 누워서 엉덩이 들기 ② 누워서 어깨 들고 무릎 당기기 ③ 누워서 다리 걸치기 ④ 뒷목 늘리기 ⑤ 양팔 바깥으로 밀어내기 ⑥ 양팔 뒤로 모아 가슴 펴기 ⑦ 양팔 모아 앞으로 밀어내기 ⑧ 서서 상체 숙이기 ⑨ 서서 기지개 펴기	▶38 ▶38 ▶39 ▶40 ▶41 ▶42 ▶44 ▶46 ▶48

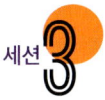

유산소 운동+코어 운동 세트7·8

유산소 운동	최대심박수 65%로 4분 + 최대심박수 70%로 4분 + 최대심박수 75%로 16분 + 최대심박수 70%로 4분 + 최대심박수 65%로 4분 쿨다운 : 최대심박수의 65% 이하로 3~5분
코어 운동 세트7 ① 누워서 어깨와 골반 들기※ ② 누워서 엉덩이 들기 - 응용동작(1)※※ ③ 누워서 엉덩이 들기 - 응용동작(2)※※ ④ 누워서 엉덩이 들기 - 응용동작(3)※※ ⑤ 누워서 엉덩이 들기 - 응용동작(4)※※ ⑥ 누워서 양쪽 무릎 당기기 ⑦ 누워서 양쪽 무릎으로 원 그리기 ⑧ 누워서 몸 늘리기 ※ 1주차-세션1을 참고하여 동적인 자세를 느린 속도 또는 보통 속도로 실시한다. ※※ 오른쪽 무릎을 들어 올릴 때 왼쪽 엉덩이에 강하게 힘을 준다. 네 가지 응용동작을 각각 15~30초씩 유지하며 연달아 실시한다. 잠시 휴식한 뒤 오른쪽 엉덩이에 힘을 주고 왼쪽 무릎을 들어 올려 운동한다. 만약 너무 어렵게 느껴진다면 한 응용동작마다 오른쪽과 왼쪽을 번갈아가며 넘어가도 된다.	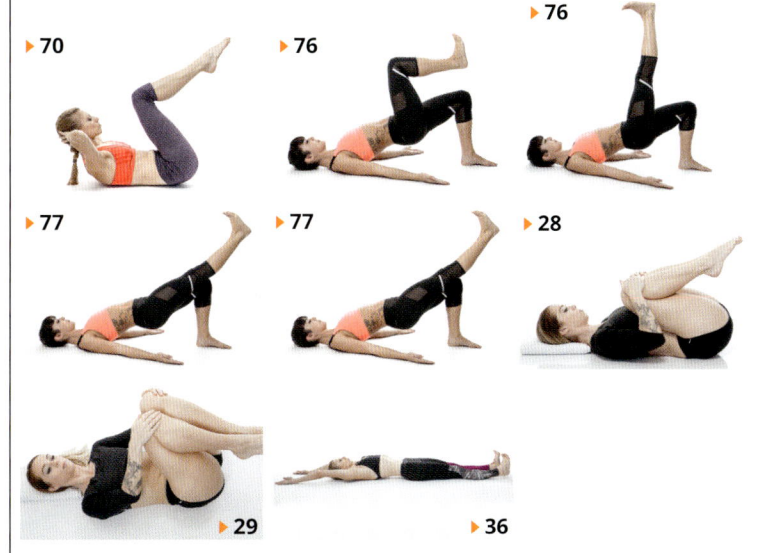
코어 운동 세트8 ① 누워서 무릎과 팔꿈치 당기기※ ② 누워서 한쪽 다리 들기 ③ 누워서 양쪽 무릎 당기기 ④ 누워서 척추 비틀기 ⑤ 누워서 발꿈치 당기기 ※ 1주차-세션1을 참고하여 동적인 자세를 느린 속도 또는 보통 속도로 실시한다.	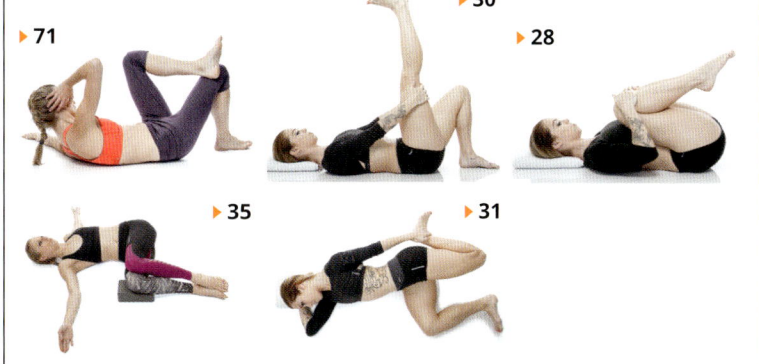

3주차

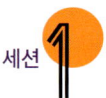
세션 1

유산소 운동+코어 운동 세트9·10

유산소 운동	최대심박수 65%로 4분+ 최대심박수 70%로 4분 + 최대심박수 75%로 4분 + 최대심박수 75~80%로 8분 + 최대심박수 70%로 4분 쿨다운 : 최대심박수의 65% 이하로 3~5분

코어 운동 세트9

1. 무릎 대고 엎드려 등 올리기
2. 무릎 대고 플랭크 또는 무릎 떼고 플랭크
3. 누워서 어깨와 골반 들기※
4. 무릎 꿇고 엎드리기

▶54   ▶73쪽 또는 74쪽   ▶70

▶59

※ 동적인 자세는 느린 속도(4-4박자로 6~12회 반복) 또는 보통 속도(2-2박자로 10~20회 반복)로 실시한 뒤, 정적인 자세를 10초간 유지하고 마무리한다.

코어 운동 세트10

1. 누워서 엉덩이 들기 - 응용동작(1)
2. 누워서 팔다리 올리기※
3. 한쪽 무릎 대고 버티기 - 응용동작 (1)·(2)
4. 옆으로 기울여 몸 늘리기

▶76   ▶72   ▶79

▶37

※ 동적인 자세는 느린 속도(4-4박자로 6~12회 반복) 또는 보통 속도(2-2박자로 10~20회 반복)로 실시한 뒤, 정적인 자세를 10초간 유지하고 마무리한다.

세션 2

유산소 운동+스트레칭 세트 5·6

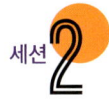

유산소 운동	(최대심박수 65%+70%+75%+80%)×2분씩 +(최대심박수 85%로 2분+최대심박수 70%로 3분)×3회 쿨다운 : 최대심박수의 65% 이하로 3~5분
스트레칭 세트5&6 ❶ 햄스트링 늘리기 ❷ 서서 발꿈치 당기기 ❸ 서서 골반 움직이기 ❹ 무릎 대고 엎드려 등 올리기 ❺ 짐볼에 양팔 올려 척추 늘리기 ❻ 한쪽 무릎 대고 다리 늘리기 ❼ 엎드려 발목 당기기 ❽ 무릎 꿇고 엎드리기	▶50　　▶52　　▶53 ▶54　　▶55　　▶56 ▶58　　▶59

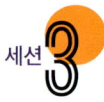

유산소 운동+코어 운동 세트11·12

유산소 운동	최대심박수 65%로 4분 + 최대심박수 70%로 4분 + 최대심박수 75%로 16분 + 최대심박수 70%로 4분 + 최대심박수 65%로 3분 쿨다운 : 최대심박수의 65% 이하로 3~5분
코어 운동 세트11 ① 무릎 꿇고 엎드리기 ② 엎드려 양팔 모아 고개 들기 ③ 누워서 어깨와 골반 들기※ ④ 누워서 엉덩이 들기 ⑤ 누워서 엉덩이 들기 - 응용동작(1) ⑥ 누워서 엉덩이 들기 - 응용동작(2) ⑦ 누워서 양쪽 무릎 당기기 ⑧ 누워서 양쪽 무릎으로 원 그리기 ※ 1주차-세션1을 참고하여 동적인 자세를 느린 속도 또는 보통 속도로 실시한다.	▶59 ▶80 ▶70 ▶75 ▶76 ▶76 ▶28 ▶29
코어 운동 세트12 ① 무릎 꿇고 엎드리기 ② 엎드려 팔다리 교차해 들기 ③ 누워서 어깨 들기※ ④ 누워서 골반 들기※ ⑤ 누워서 엉덩이 들기 - 응용동작(3) ⑥ 누워서 엉덩이 들기 - 응용동작(4) ⑦ 누워서 양쪽 무릎 당기기 ⑧ 누워서 양쪽 무릎으로 원 그리기 ※ 3주차-세션1을 참고하여 동적인 자세와 정적인 자세를 실시한다.	▶59 ▶82 ▶68 ▶69 ▶77 ▶77 ▶28 ▶29

4주차

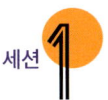
세션 1

유산소 운동+코어 운동 세트13·14

유산소 운동	최대심박수 65%로 4분+ 최대심박수 70%로 4분 + 최대심박수 75~80%로 4분 + 최대심박수 80~85%로 4분 + 최대심박수 75%로 4분 + 최대심박수 70%로 4분 쿨다운 : 최대심박수의 65% 이하로 3~5분
코어 운동 세트13 ❶ 무릎 꿇고 엎드리기 ❷ 엎드려 고개 들고 양팔 뒤로 모으기 ❸ 누워서 어깨 들기※ ❹ 누워서 골반 들기※ ❺ 무릎 굽혀 팔다리 들기 ❻ 누워서 무릎과 팔꿈치 당기기※ ❼ 누워서 몸 늘리기 ※ 3주차-세션1을 참고하여 동적인 자세와 정적인 자세를 실시한다.	▶59 ▶81 ▶68 ▶69 ▶83 ▶71 ▶36
코어 운동 세트14 ❶ 무릎 대고 엎드려 등 올리기 ❷ 한쪽 무릎 대고 엎드려 균형 잡기 ❸ 누워서 어깨와 골반 들기※ ❹ 무릎 떼고 플랭크 ❺ 엎드려 양팔로 원 그리기 ❻ 누워서 팔다리 올리기※ ❼ 옆으로 기울여 몸 늘리기 ❽ 누워서 양쪽 무릎 당기기 ❾ 누워서 척추 비틀기 ※ 3주차-세션1을 참고하여 동적인 자세와 정적인 자세를 실시한다.	▶54 ▶78 ▶70 ▶74 ▶84 ▶72 ▶37 ▶28 ▶35

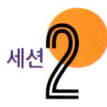

유산소 운동+스트레칭 3세트 (선택)

유산소 운동	(최대심박수 65%+70%+75%+80%)×2분씩 +(최대심박수 85%로 2분+최대심박수 70%로 4분)×3회 +최대심박수 65%로 6분 쿨다운 : 최대심박수의 65% 이하로 3~5분
스트레칭	세트1+3+5 또는 세트2+4+6 중 선택 : 26~59쪽* 참고

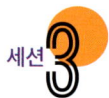

유산소 운동+코어 운동 세트15·16

유산소 운동	최대심박수 65%로 4분 + 최대심박수 70%로 4분 + 최대심박수 75%로 8분 + 최대심박수 80%로 8분 + 최대심박수 70%로 4분 + 최대심박수 65%로 4분 쿨다운 : 최대심박수의 65% 이하로 3~5분

코어 운동 세트15

1. 무릎 대고 엎드려 등 올리기
2. 한쪽 무릎 대고 엎드려 균형 잡기 (오른쪽 다리와 왼쪽 팔)※
3. 팔다리 옆으로 뻗어 균형 잡기 (오른쪽 다리와 왼쪽 팔)※
4. 누워서 무릎과 팔꿈치 당기기※※
5. 한쪽 무릎 대고 버티기 - 응용동작(3)·(4)
6. 누워서 한쪽 다리 들기
7. 누워서 발꿈치 당기기
8. 누워서 양쪽 무릎으로 원 그리기

※ 오른쪽 다리를 내리지 않은 상태에서 두 동작을 연달아 실시한 뒤 다리를 바꾸어 처음부터 반복한다.

※※ 3주차-세션1을 참고하여 동적인 자세와 정적인 자세를 실시한다.

코어 운동 세트16

1. 무릎 대고 엎드려 등 올리기
2. 상체 일으켜 팔다리 들기
3. 누워서 어깨 들기※
4. 누워서 골반 들기※
5. 엎드려 양팔로 원 그리기
6. 무릎 떼고 플랭크
7. 누워서 어깨와 골반 들기※
8. 누워서 척추 비틀기

※ 3주차-세션1을 참고하여 동적인 자세와 정적인 자세를 실시한다.

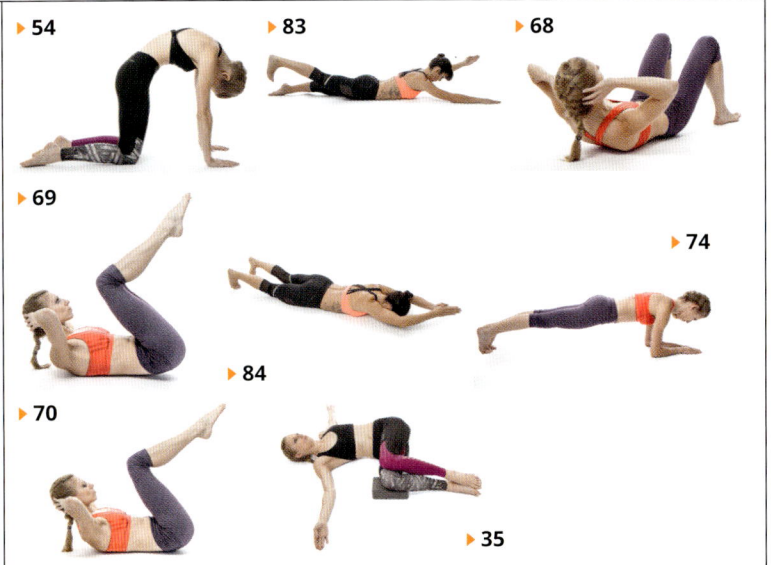

3단계
허벅지·등·척추 운동

3 3단계 운동은 주로 물건을 들어 올리거나 자세를 유지하기 위해 필요한 근육들, 즉 **허벅지, 등, 팔의 근육과 복근, 척주기립근** 등을 강화하는 데 중심을 두고 있다. 특히 **허벅지 근육**을 강화하면 허리 통증을 예방할 수 있다는 사실은 이미 잘 알려져 있다. 물건을 들어 올리거나 자세를 유지할 때 허벅지 근육이 사용될수록 허리에 가해지는 힘이 크게 줄어들기 때문이다. 가장 기본적인 운동으로 손꼽히는 스쿼트 동작을 꾸준히 반복한다면 물건을 들어 올릴 때 허리를 보호하기 위한 힘을 기를 수 있을 것이다. 또한 **척추가 바르게 정렬**될 수 있도록 **골반을 기울이는 동작에 주의**를 기울여야 하며, 동작의 난이도를 높이기 위해서는 팔의 위치를 다양하게 바꾸어가며 운동하는 것이 도움이 된다.

양손을 머리 뒤에 올리고 스쿼트 운동을 하면 **자세를 유지하는 근육**들에 더 큰 힘을 실어줄 수 있다. 뿐만 아니라 런지(102쪽*)나 한 발로 계단 오르기(104쪽*)에서도 손을 머리 뒤로 올리고 운동하면 허벅지 강화와 균형감각의 향상에 효과적이다. 한편 **팔 근육**과 함께 상체 뒷면 아래 근육의 3분의 2를 차지하고 있는 **광배근**은 물건을 몸 쪽으로 잡아당길 때 사용되는 근육으로, 상체 숙여 또는 앉아서 밴드 당기기(107~108쪽*)처럼 탄력밴드를 활용하면 광배근 강화에 도움이 된다. 특히 이 경우에는 거울로 옆모습을 확인하면서 척추의 상태를 수시로 확인하며 천천히 운동해야 한다. 또한 팔꿈치를 굽힌 채 밴드를 잡고 유지하는 버티기 동작을 추가하면 더욱 효과적이다.

척주기립근의 강화는 일어선 자세에서 더욱 효과적이며, 특히 척추의 정렬 상태가 잘 유지되도록 매 순간 주의를 기울여야 한다. 벽에 엉덩이를 대고 기대어 하는 **척추 정렬 운동**(110~113쪽*)의 경우 특히 상체가 벽과 평행하게 유지하면서 운동해야 하므로 허리에 많은 힘이 실리기 마련이다. 하지만 장기적으로 꾸준히 운동한다면 허리 건강에도 많은 도움이 된다.

또한 의자에 엎드리거나 손을 올리고 하는 균형 잡기 운동(115~117쪽*)들은 상체 뒷면 근육들을 힘과 유연성을 요구하는 동작들로, 마지막 단계에서 소개하고 있는 전신 운동들을 대비하기 위한 훌륭한 준비 과정이 되어줄 것이다.

허벅지 운동

어떤 속도로 해야 할까?

코어 운동과 마찬가지로 엉덩이 운동 역시 느린 속도 또는 보통 속도로 실시하고, 움직임의 범위를 정확하게 지키며, 근육이 수축될 때 숨을 내쉬고 이완될 때 들이마시는 등 호흡에도 주의해야 한다.

동작44~47의 경우 처음에는 느린 속도(근육의 이완과 수축 동작마다 4박자에 맞추어 실시)로 6~12회 반복을 기준으로 2~4세트 실시하거나, 보통 속도(근육의 이완과 수축 동작마다 2박자에 맞추어 실시)로 10~20회 반복을 기준으로 2~4세트 실시한다.

이 동작들을 두 번째로 실시할 때는 느린 속도와 보통 속도를 모두 실시하고 그 사이에 짧은 휴식(10~20초)을 추가하도록 한다. 예를 들어, 동작44(손 무릎에 대고 의자 스쿼트)의 경우 4-4박자의 느린 속도로 9회 반복하고 잠시 쉬었다가 2-2박자의 보통 속도로 15회 반복한 뒤 1~2분간 휴식하는 것을 한 세트로 보고 1~3세트 반복하면 적절하다.

또한 각 운동을 마무리할 때 동적인 동작이 끝난 뒤 정적인 자세를 10초 혹은 20~30초간 유지하는 버티기 동작을 추가하도록 한다. 스쿼트나 런지 운동의 경우 무릎을 굽힌 자세를 잠시 유지한 후 2분간 휴식하고 다시 처음부터 1~3세트 반복하는 것이 좋다. 단, 한쪽 다리로 운동하는 동작48은 2-2박자의 보통 속도로 실시하는 것이 좋으며 버티기 동작을 추가하기에는 어려움이 있다.

운동별 속도표

동작44~47 느린 속도(4-4박자)	동작44~48 보통 속도(2-2박자)	동작44~47 정적자세
구간별 박자: • 넷을 세면서 몸을 일으킨다 • 넷을 세면서 몸을 내린다 **구간별 시간 : 6~7초** • 6회 반복 : 36~42초 • 9회 반복 : 54~63초 • 12회 반복 : 72~84초	**구간별 박자 :** • 둘을 세면서 몸을 일으킨다 • 둘을 세면서 몸을 내린다 **구간별 시간 : 3~4초** • 10회 반복 : 30~40초 • 15회 반복 : 45~60초 • 20회 반복 : 60~80초	몸을 내린 자세를 10초 또는 20~30초 동안 유지

44 손 무릎에 대고 의자 스쿼트

매일 흔하게 하는 동작이지만 효과적인 허벅지 운동으로 활용할 수 있다.

1 의자에 앉아 무릎을 직각으로 굽히고 양손을 무릎 위에 올린다. 상체는 곧게 세우고 시선은 정면을 바라본다.

2 발바닥을 바닥에 붙인 채로 양발을 어깨 또는 골반 너비로 벌리고 발끝은 살짝 바깥쪽을 향하도록 한다. 등이 굽지 않도록 주의하며 상체를 앞으로 숙인 뒤 넷을 세면서 발로 바닥을 밀어내며 자리에서 일어선다.

3 무릎에 올린 양손을 힘을 실어 누르면서 일어나 몸에 실리는 저항을 줄인다.

4 완전히 일어선 뒤 다시 엉덩이를 의자 윗면을 향하게 하고 척추의 정렬 상태가 흐트러지지 않도록 주의하며 상체를 다시 앞으로 살짝 숙인다. 넷을 세면서 양손으로 무릎을 누르며 자리에 앉는다.

5 호흡은 일어설 때 내뱉고, 앉을 때 들이마신다.

● **느린 속도로 6~12회 또는 보통 속도로 10~20회 반복**한다.
1~2분 정도 휴식한 뒤 1~3세트 반복한다.

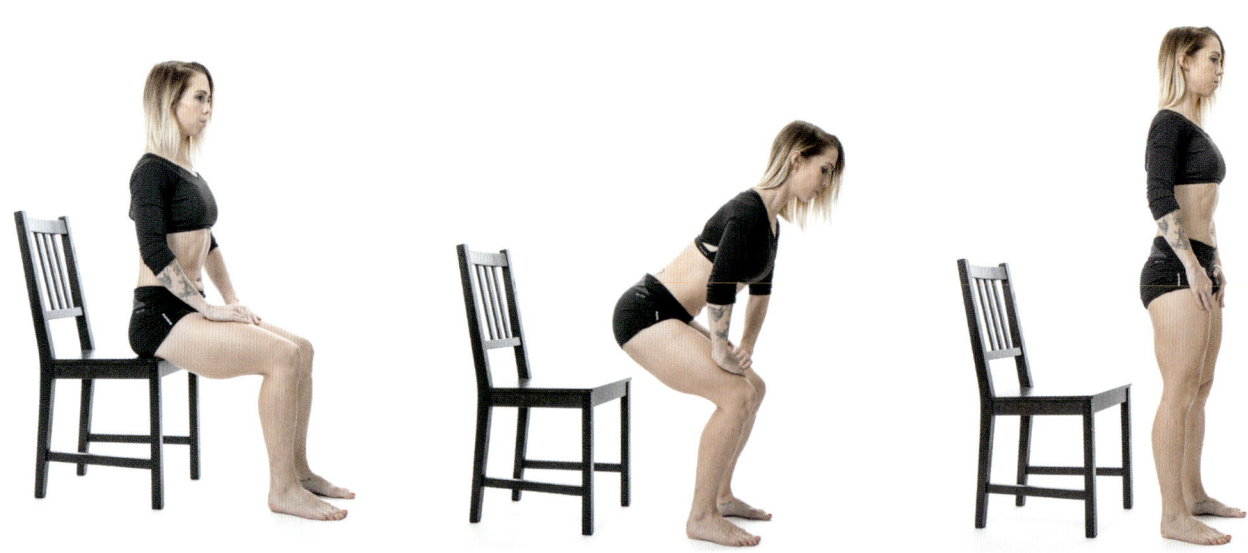

응용동작

1 양팔 움직이며 의자 스쿼트

1) 기본동작의 처음 자세를 취하고, 양팔은 어깨 높이에서 앞으로 뻗는다.
2) 상체는 앞으로 숙이고 양팔은 몸 옆으로 내린 채 발로 바닥을 밀어내며 완전히 일어선다.
3) 다시 엉덩이를 의자 윗면을 향하게 하고 양팔은 어깨 높이에서 앞으로 뻗어주며 자리에 앉는다. 척추의 정렬 상태가 흐트러지지 않도록 주의한다.

● **느린 속도로 6~12회 또는 보통 속도로 10~20회 반복**한다. 1~2분 정도 휴식한 뒤 1~3세트 반복한다.

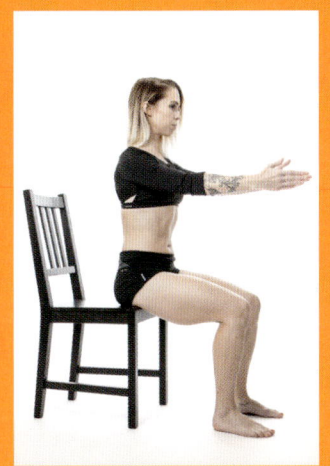 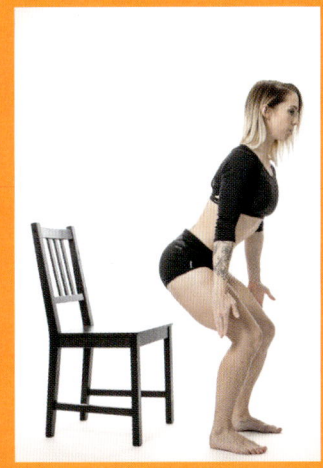 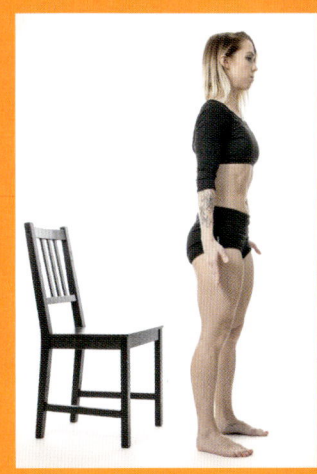

2 양손 머리 뒤로 올리고 의자 스쿼트

1) 기본동작과 같은 자세에서 양손을 머리 뒤로 올려 등 근육에 가해지는 압력을 높여준다.

● **느린 속도로 6~12회 또는 보통 속도로 10~20회 반복**한다. 1~2분 정도 휴식한 뒤 1~3세트 반복한다.

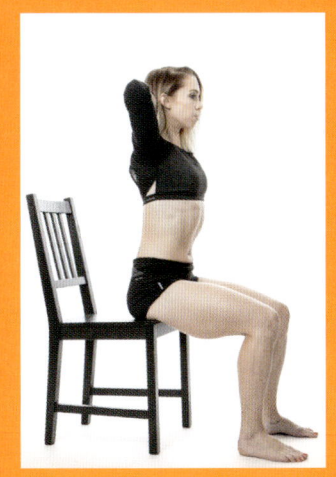 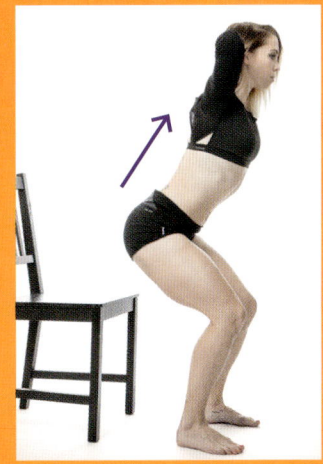 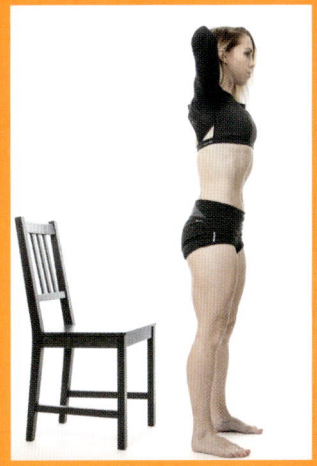

45 한쪽 다리로 의자 스쿼트

이 동작에서는 체중이 실리는 쪽의 무릎(여기서는 왼쪽 무릎)과 발끝이 일직선을 유지하도록 주의해야 하며, 일어설 때 무릎이 완전히 펴지지 않도록 한다.

1 의자 가운데에 엉덩이가 오도록 앉은 상태에서 척추는 곧게 세우고 오른쪽 발등을 일자로 펴준다.

2 상체를 앞으로 살짝 숙이고 왼쪽 발바닥으로 바닥을 밀어내며 자리에서 일어선다. 오른쪽 발꿈치가 바닥에 닿지 않도록 유지하며 체중을 왼쪽 다리에 싣는다.

3 엉덩이를 천천히 내리고 상체는 앞으로 살짝 숙이면서 다시 의자에 앉는다. 엉덩이를 의자에 조심스럽게 붙인다.

4 호흡은 일어설 때 내뱉고, 앉을 때 들이마신다.

느린 속도로 6~12회 또는 보통 속도로 10~20회 반복한 뒤 발을 바꾸어 실시한다. 잠시 서서 발꿈치 당기기(52쪽*)로 휴식한 뒤 다리 한쪽당 1~3세트씩 반복한다.

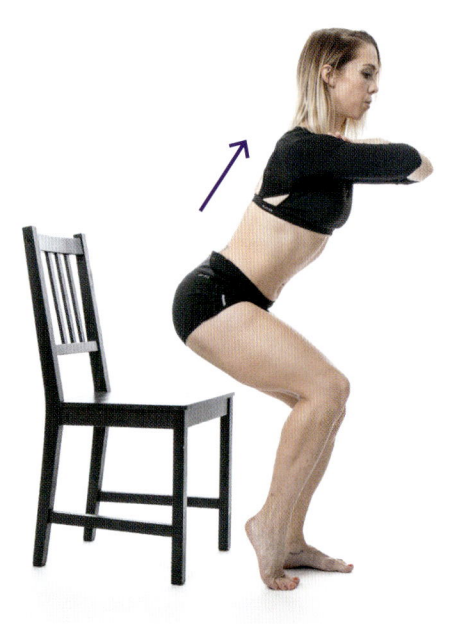
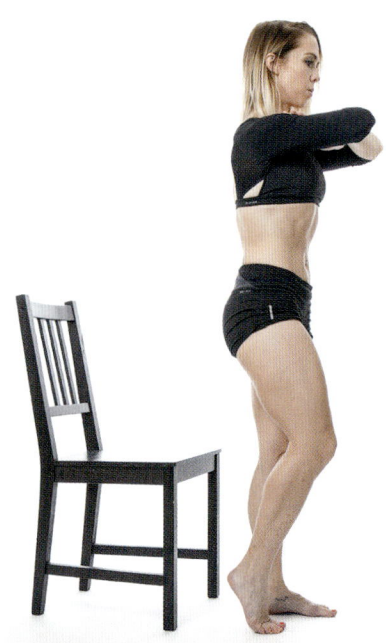

46 짐볼 스쿼트

허벅지 강화와 등 안마에 효과적인 운동이다.

1 벽 앞에 바르게 서서 양팔은 몸 옆에 붙이거나 가슴 앞에서 팔짱을 낀다. 등에 짐볼을 대고 벽에 기댄 채 양발을 어깨 너비로 벌린 뒤 앞으로 조금 전진한다.

2 스쿼트 자세로 허벅지가 바닥과 평행해질 때까지 앉는다. 양팔을 앞으로 뻗으며 짐볼을 등으로 지그시 누른다. 다시 양쪽 발바닥에 힘을 주어 바닥을 밀어내고 무릎이 완전히 펴지기 직전까지 일어나 처음 자세로 돌아온다.

● **느린 속도로 6~12회** 또는 보통 속도로 10~20회 반복한다. 동적인 동작 끝에 스쿼트 자세(허벅지가 바닥과 평행한 상태를 유지)로 10~30초 정도 버티기를 추가해도 좋다. 1~2분 정도 휴식한 뒤 1~3세트 반복한다.

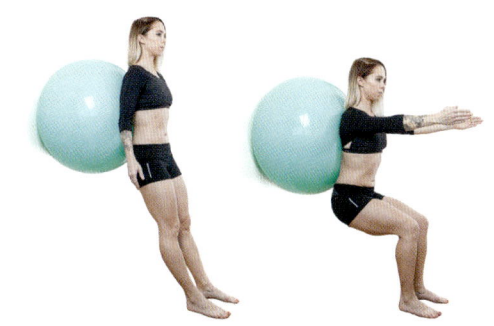

응용동작
한쪽 다리로 스쿼트 자세 유지하기

1) 기본동작의 스쿼트 자세에서 오른쪽 무릎을 펴고 다리를 앞으로 뻗은 채 15~30초(혹은 그 이상)동안 왼쪽 다리로만 무게 중심을 지탱한다.
2) 반대쪽 다리로 바꾸어 곧바로 반복한다.

● **일어선 상태로** 서서 발꿈치 당기기(52쪽*)를 이용해 스트레칭하며 잠시 휴식한다. 한쪽당 1~3세트씩 반복한다.

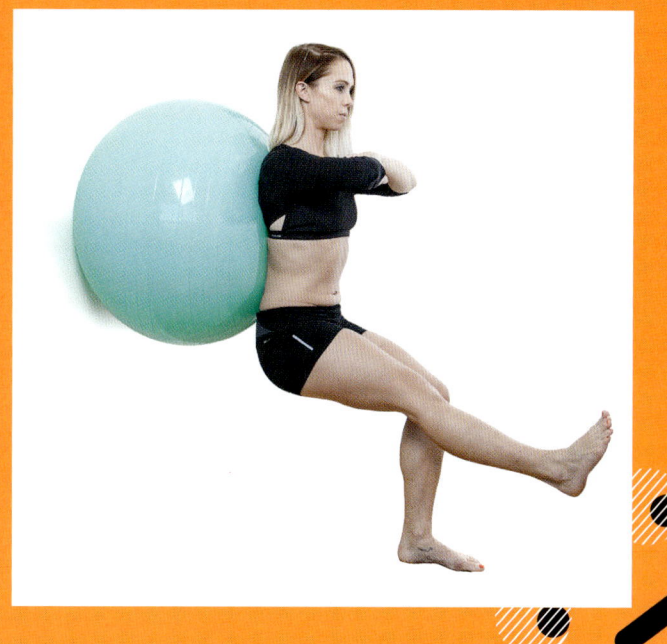

47 의자에 한 손 올리고 런지

이 동작은 균형감각과 함께 허벅지와 엉덩이를 강화시켜주는 운동이다.

1 바르게 서서 양발은 골반 너비로 평행하게 벌리고 왼손은 의자 위에 올린다.

2 오른쪽 발을 뒤로 크게 뻗고, 오른쪽 발끝을 구부려 바닥에 닿도록 한다. 등은 곧게 편 채 시선은 앞을 바라보고 어깨는 올라가지 않도록 주의한다.

3 의자에 올린 왼손에 힘을 실어 지탱하고 숨을 들이마신 뒤 둘 또는 넷을 세며 양쪽 다리를 굽혀준다. 오른쪽 무릎이 바닥에 닿기 직전에 멈춘다.

4 다리를 굽힌 상태에서 다음을 확인한다.
- 왼쪽 무릎과 발목이 수직을 이루도록 한다.
- 오른쪽 무릎과 허리 관절이 수직을 이루도록 한다.
- 오른쪽 무릎이 상체와 수직을 이루도록 한다.

5 둘 또는 넷을 세면서 숨을 내쉬며 원래 자세로 돌아온다. 상체는 수직 상태를 유지하고 뒤로 뻗은 발도 움직이지 않도록 고정한다.

느린 속도로 6~12회 또는 보통 속도로 10~20회 반복한 뒤 발을 바꾸어 실시한다. 서서 발꿈치 당기기(52쪽*)로 잠시 몸을 풀어준 후 다리 한쪽당 1~3세트씩 반복한다. 무릎을 굽히고 앉은 런지 자세로 10~30초 정도 버티기를 추가해도 좋다.

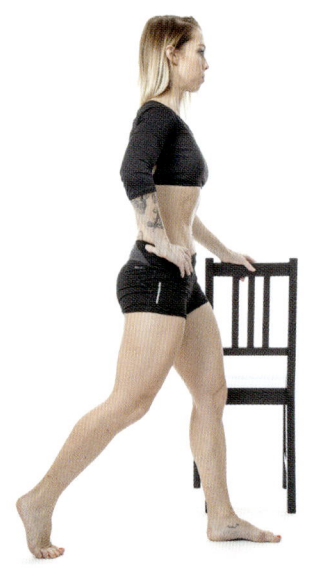
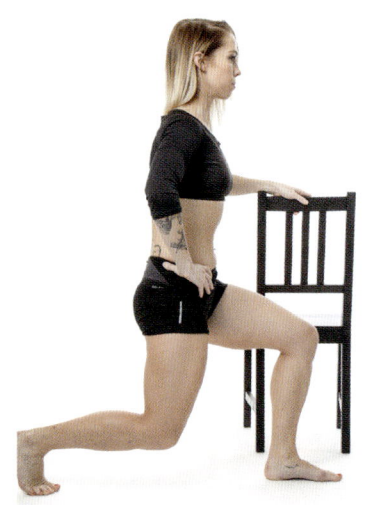

응용동작

양손 머리 뒤로 올리고 런지

1) 기본동작과 같은 자세에서 양손을 머리 뒤로 올려 척추 근육에 더 큰 힘을 싣는다.
2) 무릎을 굽힌 자세에서 상체부터 무릎까지의 수직 상태가 잘 유지되도록 주의한다.

● 느린 속도로 6~12회 또는 보통 속도로 10~20회 반복한 뒤 발을 바꾸어 실시한다. 서서 발꿈치 당기기(52쪽*)로 잠시 몸을 풀어준 뒤 다리 한쪽당 1~3세트씩 반복한다. 무릎을 굽히고앉은 런지 자세로 10~30초 정도 버티기를 추가해도 좋다.

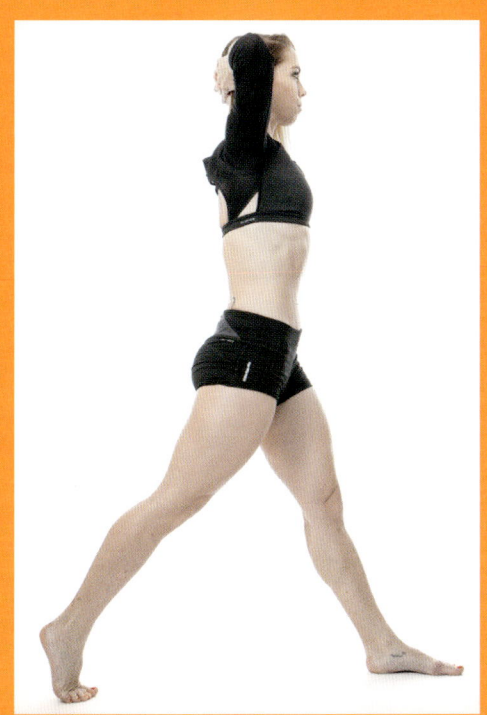
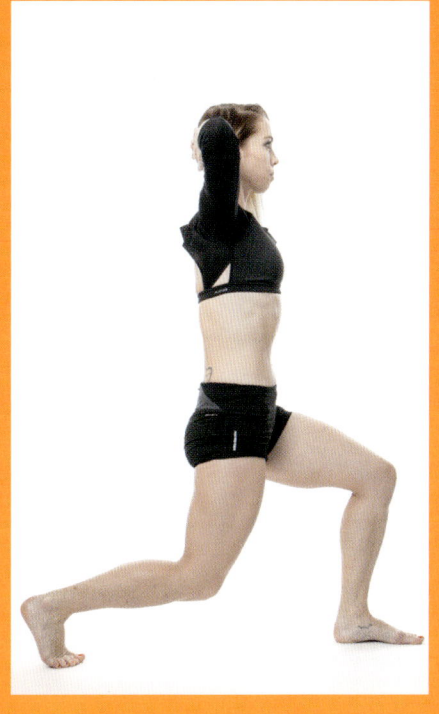

48 한 발로 계단 오르기

운동 전반에 걸쳐 상체는 앞으로 살짝 숙이고 척추는 정렬 상태를 유지하도록 주의한다.

1 바르게 서서 양손은 양옆으로 내리거나 허리에 손을 올린 뒤 계단이나 스텝박스(높이 30~35cm 이상)와 같은 지지대에 한쪽 발을 올린다. 의자는 너무 높아 낙하할 위험이 있으므로 사용을 권하지 않는다.

2 지지대에 올린 발바닥에 힘을 주면서 반대쪽 발을 지지대 높이까지 올린 뒤 그대로 유지하거나 지지대 위에 살짝 올린다.

3 나중에 올린 발을 다시 천천히 내려 발끝 또는 발바닥으로 바닥을 딛는다. 자세에 주의를 기울이며 느린 속도로 동작을 반복한다.

● 2-2박자의 **보통 속도로 10~20회 반복**한 뒤 발을 바꾸어 실시한다. 서서 발꿈치 당기기(52쪽*)로 1~2분 정도 몸을 풀어준 뒤 다리 한쪽당 1~3세트씩 반복한다.

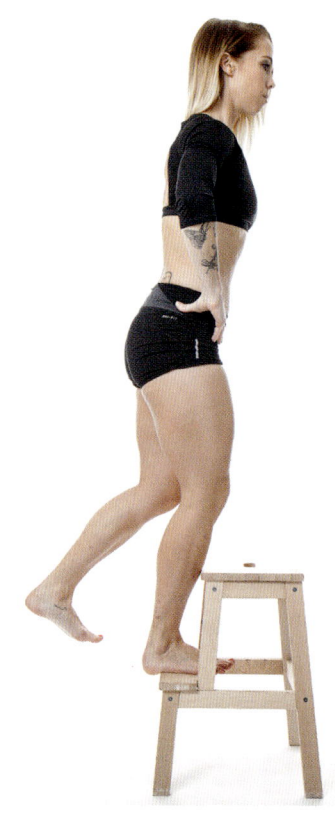

응용동작

양손 머리 뒤로 올리고 계단 오르기

양손을 머리 뒤로 올리는 것만으로도 척주기립근에 더 큰 힘이 실리기 때문에 운동의 난이도를 높일 수 있다.

1) 기본동작과 같은 자세에서 양손을 머리 뒤로 올린다.
2) 운동 전반에 걸쳐 상체는 앞으로 살짝 숙이고 등은 곧게 뻗은 상태를 유지하도록 주의한다.

● 2-2박자의 **보통 속도로 8~15회 반복**한 뒤 발을 바꾸어 실시한다. 서서 발꿈치 당기기(52쪽*)로 1~2분 정도 몸을 풀어준 뒤 다리 한쪽당 1~3세트씩 반복한다.

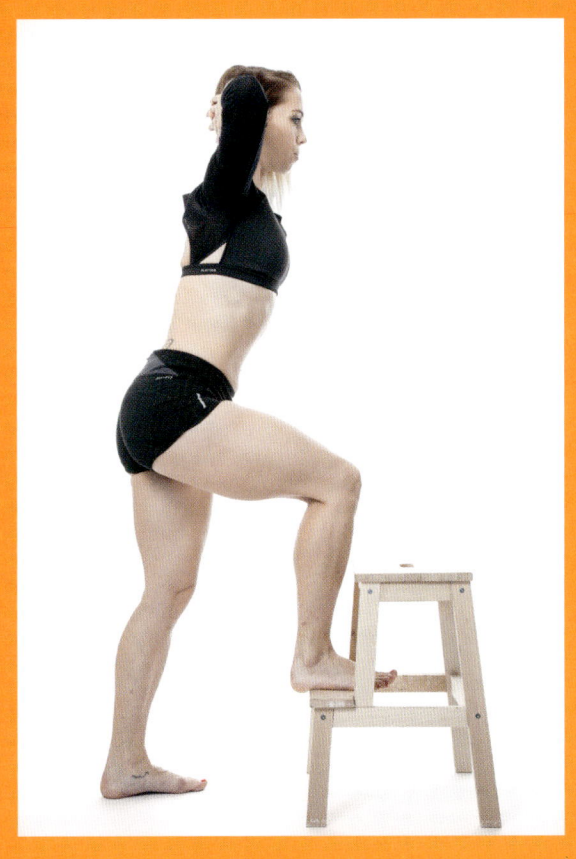
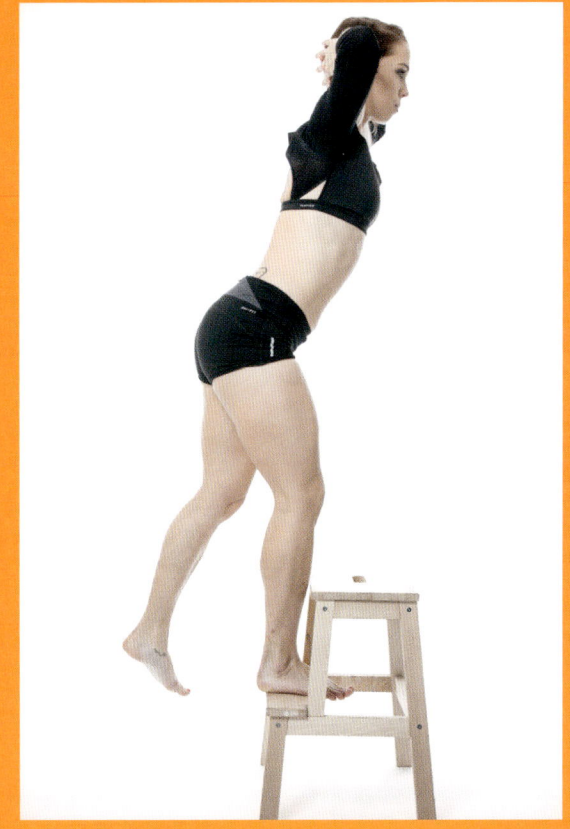

등 운동

어떤 속도로 해야 할까?

동작49~51과 동작56의 경우 4-2-4박자로 6~12회 반복하거나 2-1-2박자로 8~15회 반복하면 좋다. 먼저 밴드를 당기는 첫 번째 동작에서 넷 또는 둘을 세면서 실시하고, 당긴 밴드를 유지하는 동작에서는 하나 또는 둘을 센 뒤, 처음 자세로 돌아갈 때 넷 또는 둘을 세는 식이다.

동적인 동작 뒤에는 필요에 따라 10~20초 정도 정적인 자세를 유지하는 버티기 동작을 추가해도 좋다. 단, 호흡이 흐트러지지 않도록 주의한다.

운동별 속도표

동작49~51·56 느린 속도(4-2-4박자)	동작49~51·56 보통 속도 (2-1-2박자)	동작49~51·56 정적자세
구간별 박자 : • 넷을 세면서 밴드를 당긴다 • 둘을 세면서 당긴 밴드를 유지한다 • 넷을 세면서 원래 자세로 돌아간다 구간별 시간 : 7초 • 6회 반복 : 42초 • 9회 반복 : 63초 • 12회 반복 : 84초	구간별 박자 : • 둘을 세면서 밴드를 당긴다 • 하나를 세면서 당긴 밴드를 유지한다 • 둘을 세면서 원래 자세로 돌아간다 구간별 시간 : 3~4초 • 6회 반복 : 18~24초 • 9회 반복 : 27~36초	당긴 밴드를 유지하는 자세를 10~30초 동안 유지

49 상체 숙여 밴드 당기기

손잡이가 달린 탄력밴드를 사용하면 더 좋다.
운동 중에는 팔꿈치가 옆구리 쪽에서 떨어지지 않도록 주의한다.

1 바르게 서서 양발을 골반 너비로 벌리고 오른쪽 발은 뒤로 보낸다. 양쪽 발바닥을 바닥에 붙이고 상체를 앞으로 숙여 오른쪽 허벅지와 상체가 일직선을 이루도록 한다.

2 양쪽 무릎을 살짝 굽힌 뒤 허벅지에 실리는 긴장을 줄이기 위해 왼손을 왼쪽 무릎 위에 올려준다. 탄력밴드를 왼쪽 발바닥 아래로 통과시킨 뒤 오른손으로 밴드 끝부분을 잡는다.

3 둘 또는 넷을 세면서 오른쪽 팔꿈치를 굽혀 밴드를 오른쪽 옆구리까지 끌어당긴다. 둘을 세면서 당긴 상태를 유지하고, 다시 둘 또는 넷을 세면서 팔꿈치를 펴 원래 자세로 돌아간다.

4 호흡은 밴드를 당길 때 들이마시고, 놓을 때 내쉰다.

● **4-2-4박자의 느린 속도로 6~12회** 또는 2-1-2박자의 보통 속도로 10~20회를 한 세트로 한다. 반대쪽 팔로 바꾸어 반복하고 1~2분 간 휴식한 뒤 팔 한쪽당 1~2세트씩 반복한다.

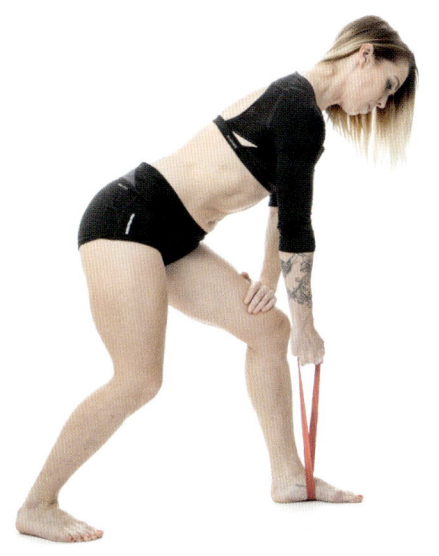

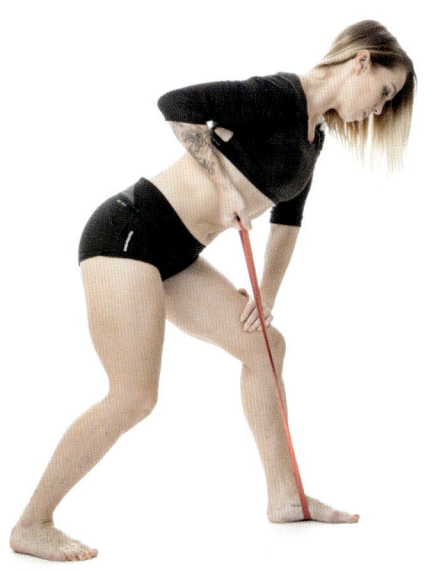

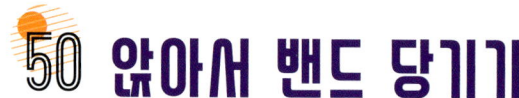 앉아서 밴드 당기기

허리에 즉시 긴장을 가할 수 있으므로 반드시 주의를 기울이면서 실시한다.

주의사항

- 허리에 긴장을 줄 위험을 낮추기 위해 스텝박스나 낮은 테이블 등에 앉아 실시한다.
- 밴드를 양발에 걸고 손잡이를 잡은 뒤 상체는 곧게 세우고 무릎을 살짝 굽힌다.
- 밴드를 당기는 구간과 풀어주는 구간에서도 항상 상체를 곧게 유지하고, 무릎 역시 살짝 굽힌 상태를 유지해야 한다. 이를 통해 골반이 기울지 않을 것이고 허리의 정렬 상태도 지켜질 것이다.

운동법

1 테이블 또는 스텝박스 위에 앉아 밴드 손잡이를 잡는다. 양 팔꿈치를 옆구리 쪽에 붙인 상태로 둘 또는 넷을 세며 잡아당긴다. 이때 흉곽을 열고 숨을 들이마신다.

2 밴드를 잡아당긴 상태에서 팔꿈치를 굽힌 채로 하나 또는 둘을 세며 자세를 유지하고, 다시 둘 또는 넷을 세며 팔꿈치를 펴 원래 자세로 돌아간다.

4-2-4박자의 느린 속도로 6~12회 또는 2-1-2박자의 보통 속도로 8~15회를 한 세트로 한다. 1~2분간 휴식한 뒤 1~3세트 반복한다.

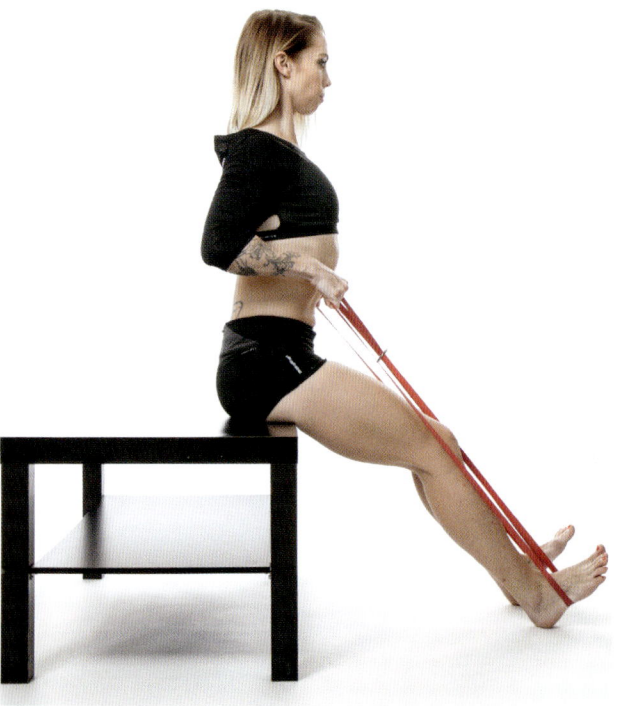

51 앉아서 밴드 늘리기

어깨의 안정성을 기르고 구부정한 등을 예방해주는 소근육인
어깨 바깥쪽 회전근(외회전근)을 단련하기 위한 운동이다.

1 바르게 앉은 상태에서 밴드의 양끝을 팽팽하게 잡는다.

2 둘 또는 넷을 세면서 양팔을 천천히 벌려 밴드가 가슴 쪽으로 당겨지도록 한다. 밴드를 당긴 상태로 둘을 세며 버틴 후 다시 둘 또는 넷을 세며 원래 자세로 돌아온다. 팔의 힘을 풀어준 뒤에도 밴드는 여전히 어느 정도 팽팽한 상태로 유지되어야 한다.

● **4-2-4박자의 느린 속도로 6~12회** 또는 2-1-2박자의 보통 속도로 8~15회를 기준으로 한 세트 실시한다. 팔꿈치의 각도를 유지한 채로 양팔을 넓게 벌린 자세를 10~20초정도 유지한다. 양팔 모아 앞으로 밀어내기(44쪽*)로 몸을 푼다.

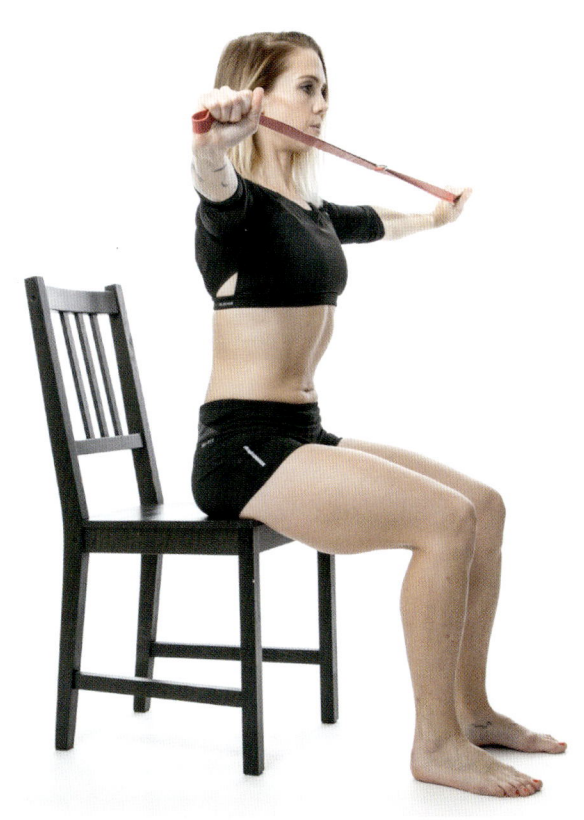

서서·앉아서 하는 척추 운동

서 있는 자세를 유지할 수 있게 해주는 척주기립근을 강화하기 위해서는 다음의 운동들이 도움이 된다. 특히 엉덩이를 벽에 기대거나 의자에 엎드려 실시하면 더욱 좋다.

어떤 속도로 해야 할까?

동작56(의자에 엎드려 다리 펴기)을 제외한 나머지 운동의 경우 특별히 더 좋은 권장 속도는 없지만, 버티기 동작의 유지 시간을 10초에서 1분까지 적용하여 각 응용동작의 난이도를 조절할 수 있다. 또한 정수리부터 허리까지가 하나의 직선으로 이어져 있다고 상상하면서 곧은 자세를 유지하며 운동하면 척추 깊숙한 곳에 위치한 근육들을 강화시키는 데 도움이 될 것이다.

52 벽에 기대어 척추 정렬하기 1

초급 동작에 해당하는 이 운동에서는 상체의 기울기가 30~60도 정도를 유지하도록 한다.

1 등과 엉덩이를 벽에 대고 서서 양발을 골반 너비로 벌린 뒤 앞으로 한 발짝씩 옮긴다.

2 등과 벽 사이의 각도가 30~60도가 되도록 상체를 앞으로 숙인다. 척추는 곧게 세우고 엉덩이는 벽에 닿아 있는 상태로 유지한다. 무릎은 살짝 굽히고 양쪽 발끝이 평행하도록 한다.

3 손바닥을 양쪽 허벅지 가운데에 올리고 손가락은 안쪽을 향하게 둔 뒤 팔꿈치를 살짝 굽혀 균형을 잡는다. 어깨는 올라가지 않도록 주의하고 척추는 곧게 세운 상태를 유지한다. 이 자세가 이번 동작의 기본 난이도에 해당한다.

4 다음과 같이 팔의 위치를 바꿔가며 동작의 난이도를 조절할 수 있다.
① 양손을 허벅지 가운데에 올린다.
② 한쪽 팔을 올려 상체와 일직선이 되도록 뻗는다.
③ 양쪽 팔꿈치를 올려 굽힌다.
④ 양팔을 올려 상체와 일직선이 되도록 뻗는다.

5 양손을 무릎에 대고 힘을 주면서 상체를 세워 처음 자세로 돌아간다.

팔의 위치는 필요에 따라 선택한다. 한 자세로 1분 이상 실시하거나, 여러 자세를 10~20초씩 번갈아가면서 실시할 수도 있다.

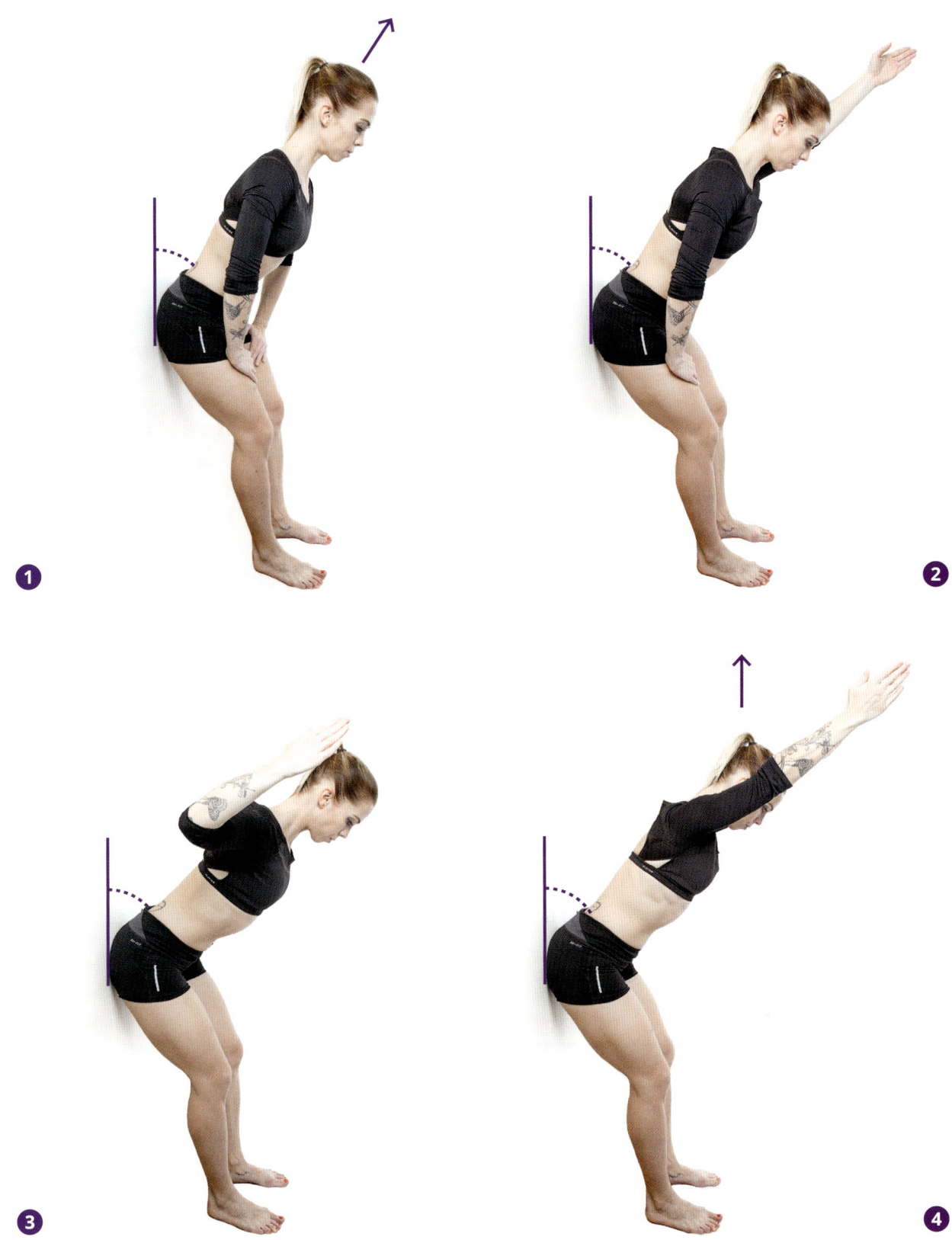

53 벽에 기대어 척추 정렬하기 2

중급 동작에 해당하는 이 운동에서는 상체와 팔이 바닥과 평행을 유지하도록 주의해야 한다.

1 앞 동작의 처음 자세에서 양손을 무릎 위에 올리고 상체는 바닥과 평행하도록 숙인다.

2 엉덩이를 벽에 붙인 채, 정수리부터 허리까지 가상의 직선이 있다고 상상하고 척추가 본래의 곡선을 잘 유지하도록 허리를 곧게 편다. 이 자세가 이번 동작의 기본 난이도에 해당한다.

3 다음과 같이 팔의 위치를 바꿔가며 동작의 난이도를 조절할 수 있다.
① 양손을 허벅지 위에 올린다.
② 한쪽 팔을 올려 상체와 일직선이 되도록 앞으로 뻗고, 다른 한 손은 무릎에 올린다. 양팔을 손끝 쪽으로 힘껏 밀어준다.
③ 양팔을 각각 옆으로 뻗고 손끝 쪽으로 힘껏 밀어준다.
④ 양쪽 팔꿈치를 올려 굽힌다.

4 양손을 무릎에 대고 힘을 주면서 상체를 세워 처음 자세로 돌아간다.

● **팔의 위치는 필요에 따라 선택**한다. 한 자세로 1분 이상 실시하거나, 여러 자세를 10~20초씩 번갈아가면서 실시할 수도 있다.

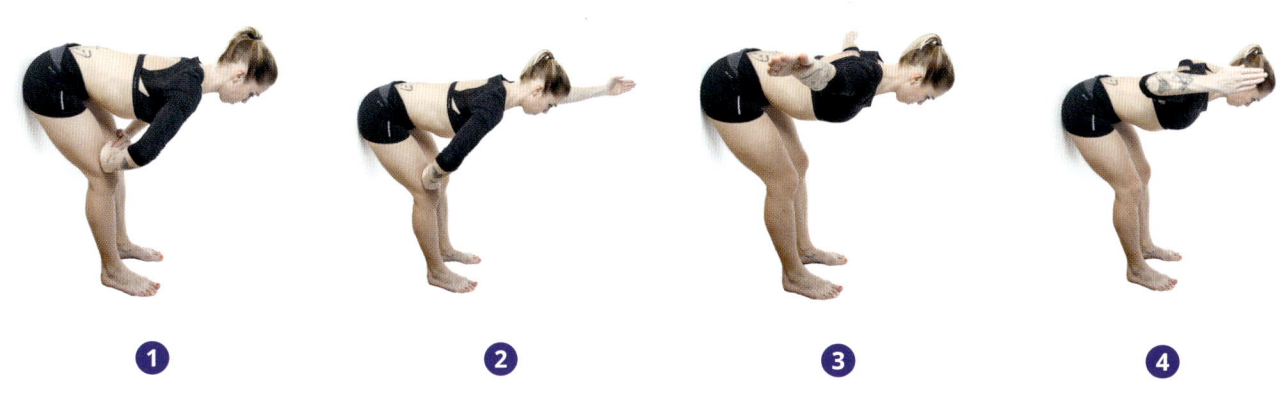

① ② ③ ④

54 벽에 기대어 척추 정렬하기 3

고급 동작에 해당하는 이 운동에서도 상체와 팔이 여전히 바닥과 평행을 유지하도록 주의한다.

1 앞 동작의 처음 자세에서 상체를 바닥과 평행하도록 숙인다. 양팔은 상체와 일직선을 이루도록 앞으로 뻗고, 엉덩이는 벽에 붙인다.

2 호흡이 흐트러지지 않도록 주의하며 1분간 자세를 유지한 뒤, 허리의 긴장이 풀릴 수 있도록 복부가 허벅지에 닿을 때까지 상체를 천천히 숙인다.

3 턱 끝을 가슴 쪽으로 당기며 척추를 아래에서부터 위로 둥글게 말아주며 상체를 세운다. 복근에 힘이 들어가지 않도록 주의하고, 발바닥으로 바닥을 세게 밀어내며 몸을 일으키면 더욱 도움이 된다.

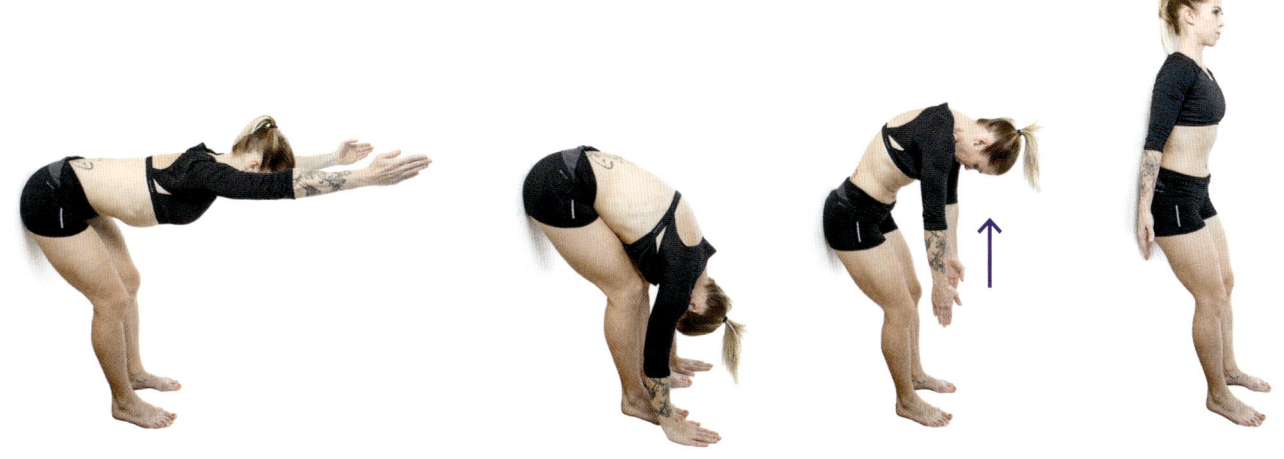

55 서서 상체 기울이기: 응용동작

뒷다리의 허벅지와 상체가 일직선을 유지하도록 수시로 확인한다.

1 바르게 서서 양발은 골반 너비로 벌리고 한쪽 발을 뒤쪽으로 크게 한 발을 뻗는다. 뒷발의 발꿈치는 완전히 바닥에 닿아 있어야 한다.

2 상체를 앞으로 기울여 뒷발의 발꿈치부터 정수리까지가 일직선이 되도록 한다. 발목, 무릎, 허리, 어깨, 목과 같은 주요 관절들도 모두 이 일직선상에 있어야 한다.

3 정수리를 위로 밀어 올리며 뒷발의 발꿈치에 계속해서 힘을 가한다.

4 다음과 같이 팔의 위치를 바꿔가며 동작의 난이도를 서서히 높인다.
① 양손을 앞다리의 무릎에 올린다.
② 가슴 앞으로 팔짱을 낀다.
③ 양손 손가락을 관자놀이에 붙이거나 머리 뒤로 올려 깍지를 낀다.
④ 양팔을 올려 상체와 일직선이 되도록 위로 뻗어준다.

각 자세를 15~30초씩 유지한 뒤 척추를 펴고 반대쪽 다리로 바꾸어 반복한다.

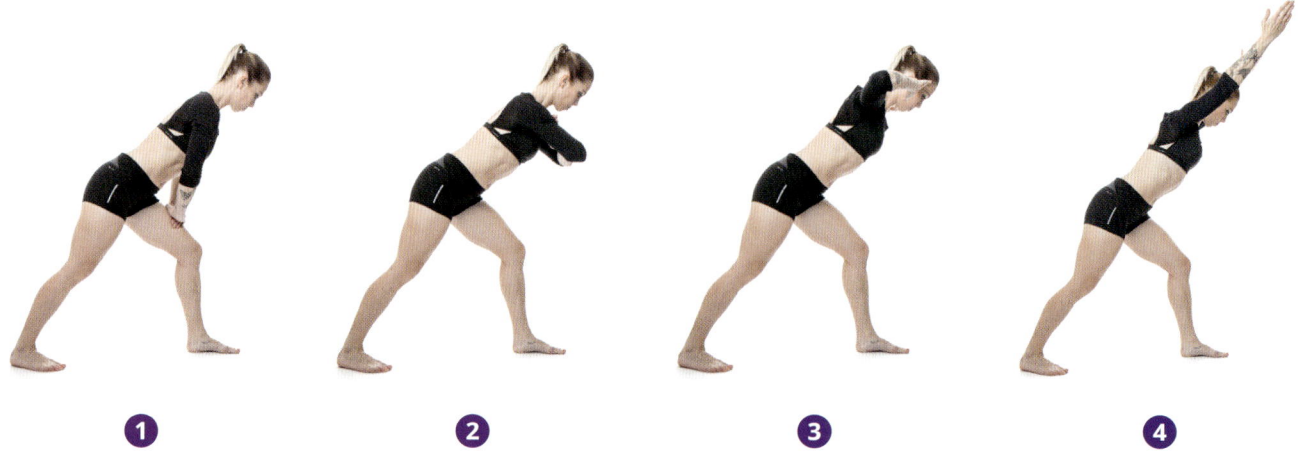

① ② ③ ④

56 의자에 엎드려 다리 뻗기

이 동작에서는 특히 안정적인 지지대를 준비하도록 한다.

1 의자 등의 지지대에 배를 대고 엎드려 균형을 잡는다. 허리와 무릎이 각각 직각을 이루도록 한다.

2 숨을 들이마신 뒤 내쉬면서 둘 또는 넷을 세며 발목은 굽힌 상태로 무릎을 완전히 펴준다.

3 다리를 뻗은 자세를 둘을 세며 유지한 뒤, 숨을 들이마시면서 천천히 원래 자세로 돌아가 무릎이 다시 직각을 이루도록 한다.

● **4-2-4박자로 6~9회** 또는 2-1-2박자로 8~15회를 한 세트로 한다. 세트의 마지막은 다리를 뻗은 자세를 10~30초 정도 유지하는 버티기 동작으로 마무리한다. 서서 상체 숙이기(46쪽*)로 척추를 풀어준 뒤 처음부터 1~3세트 반복한다.

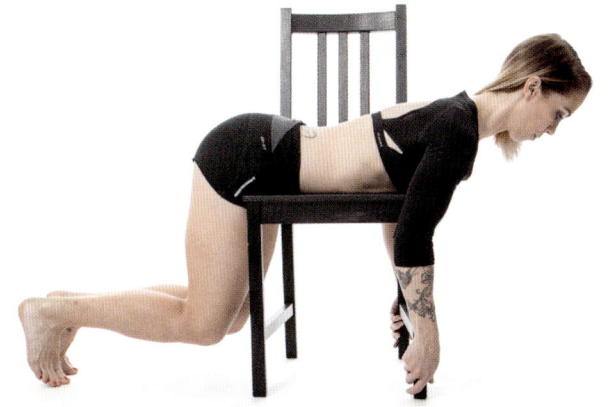

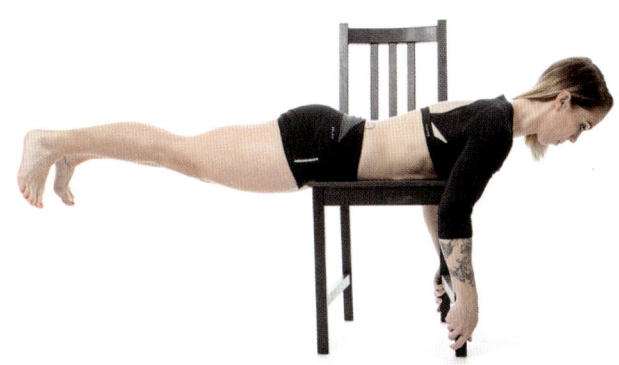

57 의자에 엎드려 균형 잡기

허리힘을 기르는 데 효과적인 운동으로,
튼튼하고 안정적인 지지대를 사용하고
팔, 상체, 한쪽 허벅지가
일직선을 이루도록 주의해야 한다.

1 앞 동작의 처음 자세처럼 의자에 배를 대고 엎드린다. 왼쪽 팔과 오른쪽 다리를 각각 앞뒤로 뻗어준다.

● 뻗은 팔다리를 양쪽으로 밀어내며 **수평 자세를 30~60초 동안 유지**한 뒤, 반대쪽으로 바꾸어 처음부터 반복한다. 무릎 꿇고 엎드리기(59쪽*) 또는 서서 상체 숙이기(46쪽*)로 몸을 풀어준다. 한쪽 다리 당 2~3회씩 반복한다.

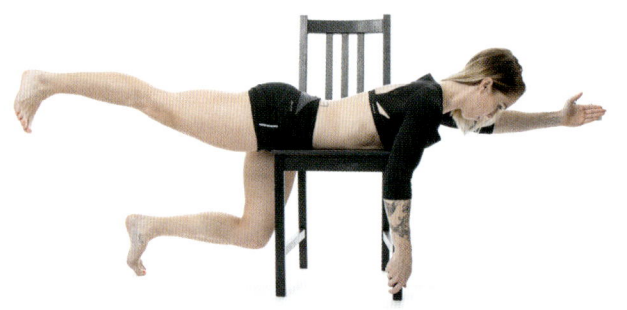

58 의자에 한 손 올리고 균형 잡기

앞 동작과 비슷하지만
조금 더 쉽고 편안한 운동이다.

1 양손을 의자의 엉덩이 부분에 올리고 상체가 바닥과 평행을 이루도록 숙인다. 오른쪽 다리를 뒤쪽으로 뻗어 상체와 일직선이 되게 만들고, 발끝은 몸 쪽을 보도록 한다.

2 오른쪽 엉덩이에 힘을 주며 균형을 잡은 뒤 왼쪽 팔을 앞으로 뻗어 상체와 일직선이 되게 한다.

3 오른쪽 다리, 상체, 왼팔이 바닥과 수평한 일직선을 이루고 있는지 확인한다.

● 뻗은 팔다리를 양쪽으로 밀어내며 **수평 자세를 30~60초 동안 유지**한 뒤, 반대쪽으로 바꾸어 처음부터 반복한다. 서서 상체 숙이기(46쪽*)로 몸을 풀어준다. 한쪽 다리당 1~3회씩 반복한다.

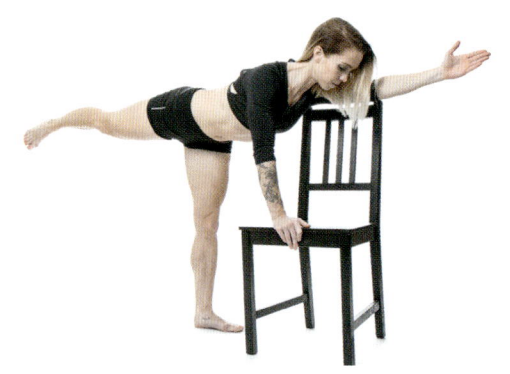

59 짐볼에 엎드려 균형 잡기

짐볼 운동을 통해 균형감각을 기를 수 있는데, 이는 몸통 근육 전체에 많은 도움이 된다.

1 허벅지와 복부를 짐볼 위에 올리고, 머리부터 발목까지 일직선을 이루도록 한다. 균형을 잡을 수 있도록 발끝은 바닥을 디디고 손끝을 관자놀이 위에 붙인다.

2 엉덩이 근육과 척주기립근에 힘을 주고 침착하게 심호흡한다.

● **이 자세를 20~60초 동안 유지**한 뒤, 무릎 꿇고 엎드리기 (59쪽*)로 몸을 풀어준다. 1~3회 반복한다.

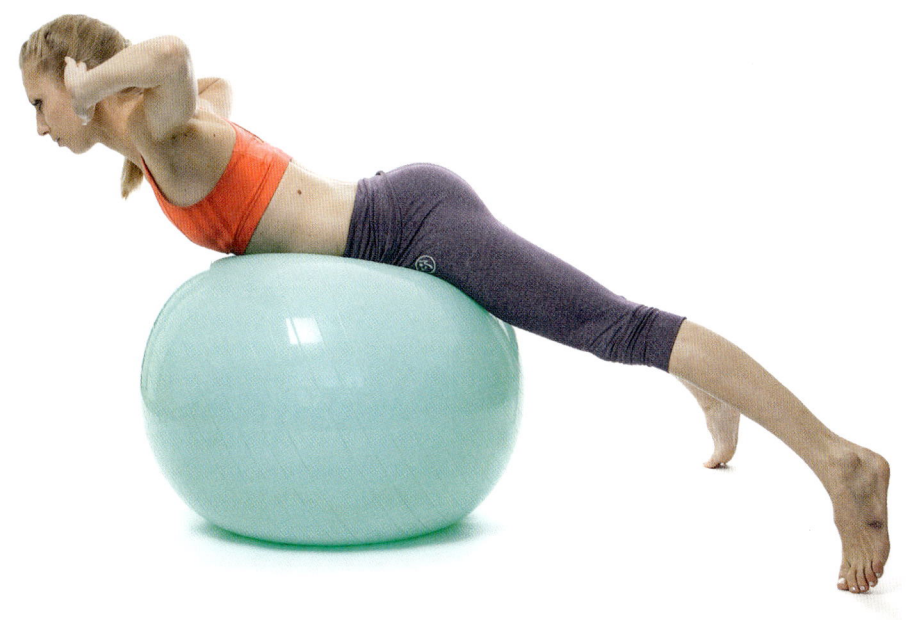

3단계 운동 프로그램

살펴보기

3단계 프로그램은 2주 프로그램으로, 각 주마다 네 개의 세션으로 구성되어 있으므로 매주 이틀씩 두 번 (월화, 목금)에 걸쳐 운동한 뒤 주말 동안 휴식을 취하는 식으로 진행할 수 있다. 또한 필요에 따라 유산소 운동 30~40분과 1단계 운동에서 소개했던 스트레칭 세션을 추가해 운동해도 좋다.

각 세션은 짧은 워밍업 단계 이후 심장 건강에 좋은 허벅지 운동과 함께 등 운동, 서서 하는 척주기립근 운동 등이 포함되어 있다.

심장에 도움을 주는 비교적 강도가 센 운동들을 마친 후에는 복근 운동 한두 가지나 스트레칭 두세 가지로 세션을 마무리하면 된다.

1주차

세션 1

허벅지+등+복근+스트레칭

워밍업	5분에 걸쳐 심박수를 서서히 높인다
운동 ① 손 무릎에 대고 의자 스쿼트 ② 양팔 움직이며 의자 스쿼트 ③ 앉아서 밴드 당기기 ④ 누워서 어깨 들기※ ⑤ 누워서 골반 들기※ ⑥ 누워서 한쪽 무릎 당기기 ⑦ 누워서 한쪽 다리 들기 ⑧ 누워서 발꿈치 당기기 ※ 동적인 자세는 느린 속도(4-4박자로 6~12회 반복) 또는 보통 속도(2-2박자로 10~20회 반복)로 실시한 뒤, 정적인 자세를 20초간 유지하고 마무리한다.	▶98　▶99　▶108　▶68 ▶69　▶28　▶30 ▶31

119

세션 2
허벅지+등+복근+스트레칭

| 워밍업 | 5분에 걸쳐 심박수를 서서히 높인다 |

운동

1. 의자에 한 손 올리고 런지
2. 서서 상체 기울이기 - 응용동작(1)·(2)
3. 의자에 한 손 올리고 균형 잡기
4. 누워서 무릎에 손 올리기※
5. 누워서 골반 들기※
6. 서서 상체 숙이기
7. 서서 발꿈치 당기기
8. 누워서 몸 늘리기

※ 동적인 자세는 느린 속도(4-4박자로 6~12회 반복) 또는 보통 속도(2-2박자로 10~20회 반복)로 실시한 뒤, 정적인 자세를 20초간 유지하고 마무리한다.

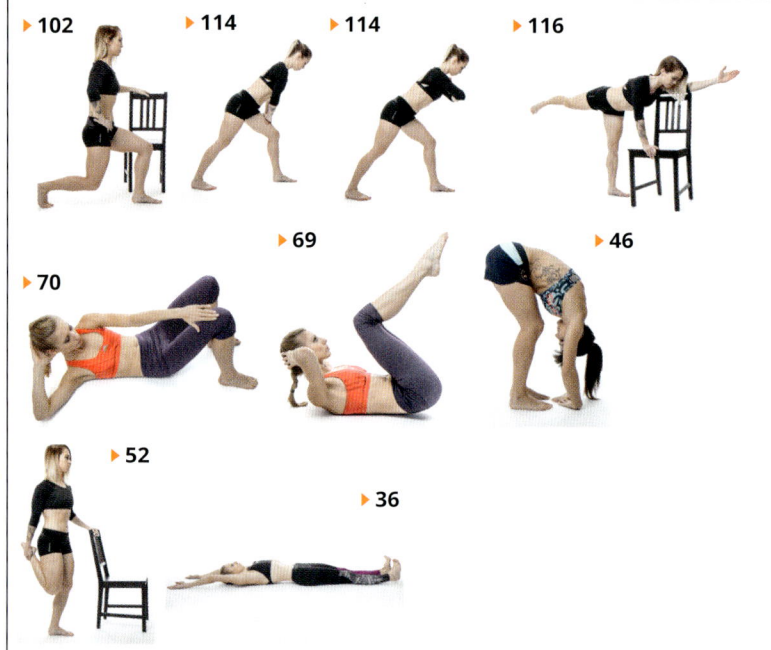

▶102 ▶114 ▶114 ▶116 ▶70 ▶69 ▶46 ▶52 ▶36

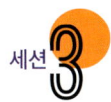

허벅지+등+복근+스트레칭

워밍업	5분에 걸쳐 심박수를 서서히 높인다
운동	

❶ 양팔 움직이며 의자 스쿼트
❷ 양손 머리 뒤로 올리고 의자 스쿼트
❸ 상체 숙여 밴드 당기기
❹ 누워서 무릎과 팔꿈치 당기기※
❺ 옆으로 기울여 몸 늘리기
❻ 누워서 척추 비틀기
❼ 누워서 발꿈치 당기기
❽ 누워서 한쪽 다리 들기

※ 동적인 자세는 느린 속도(4-4박자로 6~12회 반복) 또는 보통 속도(2-2박자로 10~20회 반복)로 실시한 뒤, 정적인 자세를 20초간 유지하고 마무리한다.

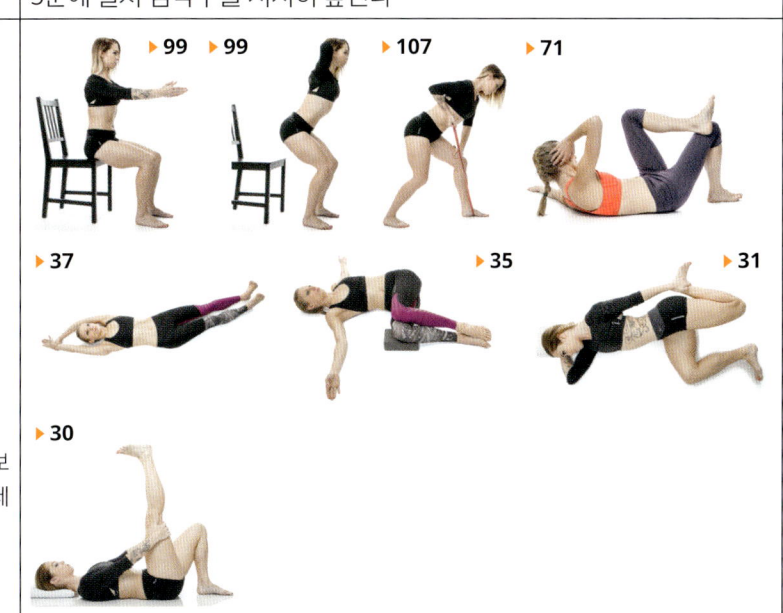

세션 4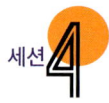

허벅지+등+복근+스트레칭

워밍업	5분에 걸쳐 심박수를 서서히 높인다

운동

1. 짐볼 스쿼트
2. 양팔 움직이며 의자 스쿼트
3. 벽에 기대어 척추 정렬하기1 - 응용동작(1)~(4)
4. 한쪽 무릎 대고 버티기 - 응용동작(1)·(2)
5. 누워서 어깨와 골반 들기※
6. 누워서 양쪽 무릎 당기기
7. 누워서 척추 비틀기
8. 누워서 발꿈치 당기기
9. 누워서 한쪽 다리 들기

※ 동적인 자세는 느리게 혹은 보통 속도로 + 정적인 자세는 10~20초 유지 : 67쪽*의 운동별 속도표 참고

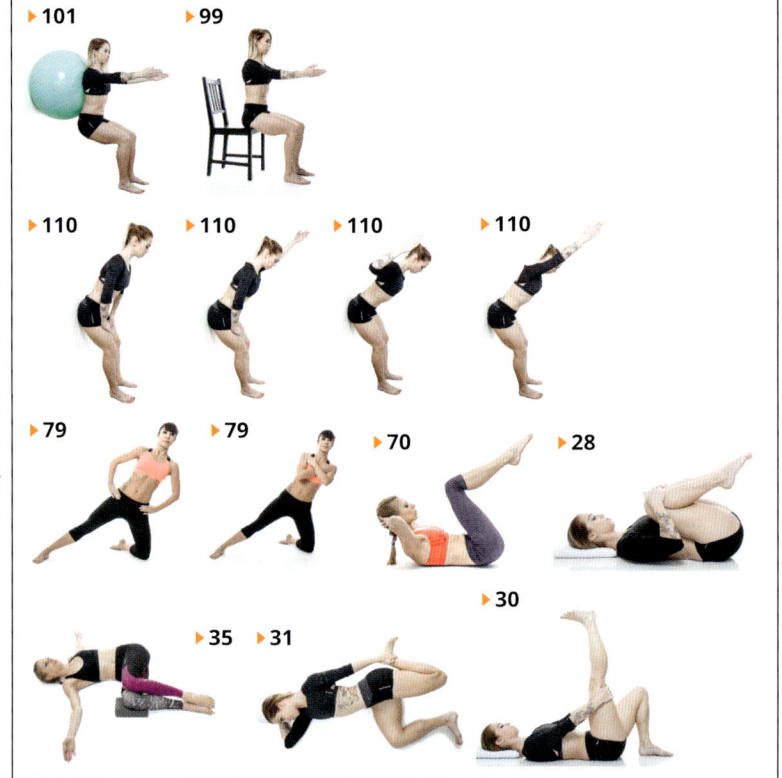

2주차

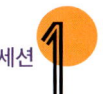
세션 1

허벅지+등+허벅지+등+복근+스트레칭

워밍업	5분에 걸쳐 심박수를 서서히 높인다

운동

1. 양손 머리 뒤로 올리고 의자 스쿼트
2. 상체 숙여 밴드 당기기
3. 한 발로 계단 오르기 (양쪽 다리 모두)
4. 앉아서 밴드 당기기
5. 무릎 대고 플랭크 혹은 무릎 떼고 플랭크
6. 누워서 팔다리 올리기 ※
7. 서서 상체 숙이기
8. 서서 기지개 펴기
9. 햄스트링 늘리기
10. 서서 발꿈치 당기기

※ 동적인 자세는 느리게 혹은 보통 속도로 + 정적인 자세는 10~20초 유지 : 67쪽*의 운동별 속도표 참고

▶99 ▶107 ▶104 ▶108

▶73 ▶74 ▶72

▶46 ▶48 ▶50 ▶52

섹션 2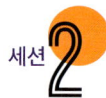

허벅지+등+허벅지+등+복근+스트레칭

워밍업	5분에 걸쳐 심박수를 서서히 높인다

운동

① 한쪽 다리로 의자 스쿼트

② 벽에 기대어 척추 정렬하기2 - 응용동작(1)~(4) 또는 벽에 기대어 척추 정렬하기3

③ 양손 머리 뒤로 올리고 런지

④ 의자에 엎드려 균형 잡기 또는 짐볼에 엎드려 균형 잡기※

⑤ 누워서 팔다리 올리기※

⑥ 누워서 골반 들기※

⑦ 무릎 꿇고 엎드리기

⑧ 엎드려 발목 당기기

⑨ 누워서 한쪽 다리 들기

※ 동적인 자세는 느리게 혹은 보통 속도로 + 정적인 자세는 10~20초 유지 : 67쪽*의 운동별 속도표 참고

▶100　▶112　▶112　▶112　▶112　▶113　▶103　▶116　▶117　▶72　▶69　▶59　▶58　▶30

세션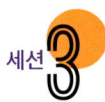

허벅지+등+허벅지+등+복근+스트레칭

워밍업	5분에 걸쳐 심박수를 서서히 높인다

운동

① 양손 머리 뒤로 올리고 런지
② 상체 숙여 밴드 당기기
③ 양손 머리 뒤로 올리고 계단 오르기 혹은 한쪽 다리로 스쿼트 자세 유지하기
④ 앉아서 밴드 늘리기
⑤ 누워서 어깨 들기※
⑥ 누워서 골반 들기※
⑦ 양손 머리 뒤로 하고 상체 숙이기
⑧ 서서 기지개 펴기
⑨ 햄스트링 늘리기
⑩ 서서 발꿈치 당기기

※ 동적인 자세는 느리게 혹은 보통 속도로 + 정적인 자세는 10~20초 유지 : 67쪽*의 운동별 속도표 참고

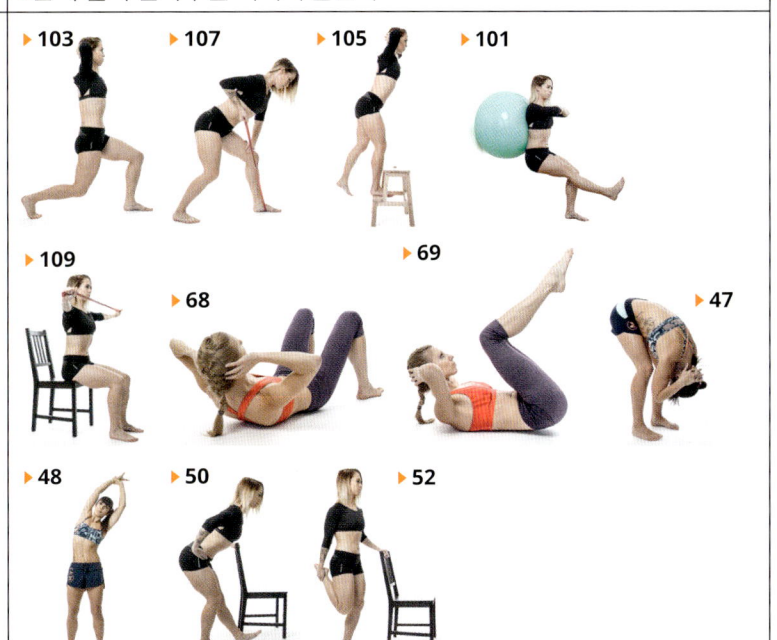

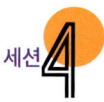
허벅지+등+허벅지+등+복근+스트레칭

| 워밍업 | 5분에 걸쳐 심박수를 서서히 높인다 |

운동

1. 양팔 움직이며 의자 스쿼트
2. 의자에 엎드려 다리 뻗기
3. 의자에 한 손 올리고 런지
4. 의자에 엎드려 균형 잡기
5. 누워서 어깨와 골반 들기※
6. 무릎 떼고 플랭크
7. 한쪽 무릎 대고 다리 늘리기 또는 지지대에 누워 다리 늘리기
8. 누워서 양쪽 무릎 당기기

※ 동적인 자세는 느리게 혹은 보통 속도로 + 정적인 자세는 10~20초 유지 : 67쪽*의 운동별 속도표 참고

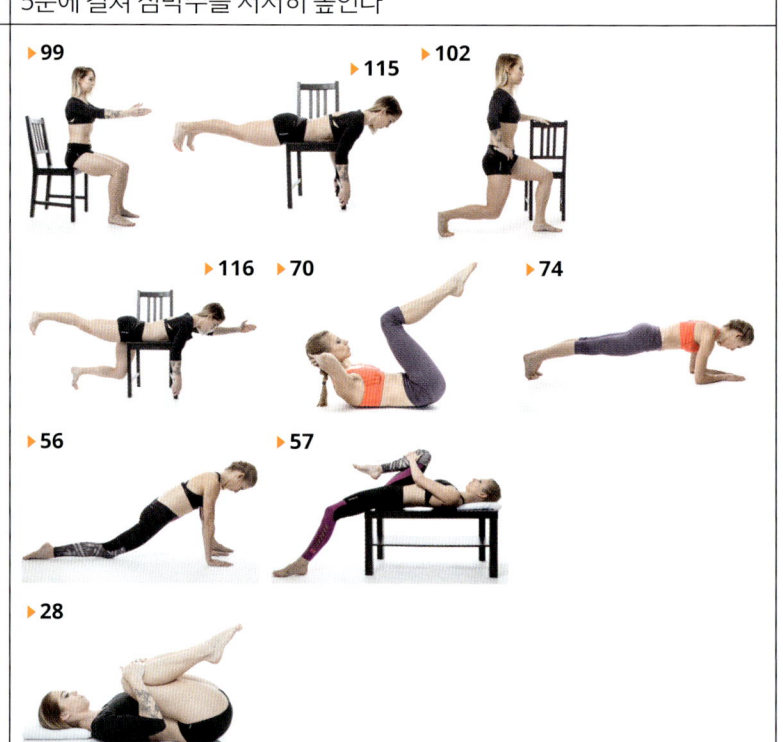

4단계
전신 운동

마지막 단계에서는 전**신을 사용하는 기능성 동작들**로 운동의 범위를 확장하고 있다. 여기서 소개되는 운동들은 어떤 한 부위에만 국한되지 않고 몸 전체를 사용하는 동작들로 구성된다. 이전 단계들이 각각의 퍼즐 조각을 만드는 과정이었다면, 이번 단계는 바로 이 퍼즐 전체를 사용해 일상생활에서 더욱 안전하고 효과적으로 신체를 활용하는 것을 목표로 하고 있다.

이번 단계의 운동들은 코어와 다양한 근육군 간의 원활한 연결과 균형감각을 필요로 하는 비교적 **까다로운 동작**들로 구성되어 있다. 그러므로 이전 단계들을 충분히 익혀야 마지막 단계의 운동 프로그램을 원활하게 진행할 수 있다.

균형감각을 길러주고 자세 유지에 사용되는 **몸의 뒤쪽 근육들의 힘과 유연성**을 향상시키기 위한 가장 대표적인 운동으로 몸을 기울여 버티는 동작을 꼽을 수 있다. 특히 여기서는 어떤 종류의 외부의 힘 없이 온전히 척추를 따라 위치해 있는 척주기립근만이 사용되어야 한다.

한편, 같은 동작이라도 다음과 같이 자세를 조금씩 바꾸어가며 난이도를 조절할 수 있다.

- 상체의 기울기를 30도, 45도, 90도로 다양하게 적용한다.
- 팔의 위치를 바꾼다. (몸 뒤로 모으기, 가슴 앞에서 팔짱끼기, 앞으로 뻗기, 머리 위로 뻗기)
- 바닥의 상태를 바꾼다. (단단한 바닥, 푹신한 바닥)

또한 **몸을 기울였다가 다시 일으키는 동작**에서는 운동 범위가 전신으로 확장된다. 바닥에 있는 물건을 들어 올리기 위해서는 허리가 90도 이상 회전 운동을 해야 하기 때문이다. 여기서 중요한 것은 상체와 허벅지가 완벽한 일직선을 유지하도록 주의를 기울여야 한다는 점이다.

조금 더 고전적인 운동으로는 바닥에서 일어서는 동작을 꼽을 수 있는데, 주의해야 할 사항들에만 신경을 써서 운동한다면 허벅지와 척주기립근에 힘을 길러주어 아이를 안아 올리거나 무거운 물건을 들어 올리는 것이 더 쉬워질 수 있을 것이다.

동작66에서처럼 **일어선 자세에서 무릎 대고 엎드리기, 무릎 떼고 엎드리기**로 자세를 바꾸는 운동은 다리, 상체, 팔의 근육이 어느 정도의 힘을 지니고 있어야 실시할 수 있다. 먼저 일어선 상태에서 무릎을 대고 엎드릴 때는 체중을 지탱하면서 무릎을 바닥에 부드럽게 내려놓기 위해 허벅지 앞쪽의 바깥쪽 근육을 사용한다. 다음으로 무릎을 대고 엎드린 상태에서 무릎을 떼고 엎드리는 자세로 넘어갈 때는 팔 근육(삼두근)의 힘은 물론 상체와 허벅지가 일직선을 유지하기 위해 코어 근육의 힘도 필요하다. 마지막으로 다시 일어선 자세로 돌아가기 위해서는 허벅지와 팔에 강한 구심력이 필요하다. 특히나 이 동작들이 천천히 진행될수록 필요한 근육의 힘은 더욱 커진다.

또한 동작67의 **일어선 상태에서 한 발로 서서 몸을 기울이는 운동**은 몸의 균형을 익숙하지 않은 측면으로 맞춰야 하기 때문에 몸을 앞으로 기울이는 동작보다 더 어렵게 느껴질 것이다. 이 운동에서는 골반이 측면으로도 균형을 확보할 수 있도록 엉덩이 중심부와 옆구리의 근육에 충분한 힘이 필요하다.

전신 운동

어떤 속도로 해야 할까?

동작60~63과 67은 정적인 운동으로, 몸을 기울인 자세를 필요한 난이도에 따라 10~30초 동안 유지한다. 그러나 정적인 운동이기는 해도 4-2-4박자의 느린 속도로 실시하는 동적인 운동으로 바꿀 수도 있다. 넷을 세면서 몸을 기울이고, 둘을 세며 균형을 유지한 뒤 다시 넷을 세며 원래 자세로 돌아오는 식이다. 운동 중에는 몸이 일직선을 유지하도록 항상 주의해야 한다.

동작64는 8-16박자의 아주 느린 속도 또는 4-8박자의 느린 속도로 해야 하는 동적인 운동이다. 이 경우에도 들어 올린 다리와 상체가 일직선을 유지하도록 주의해야 한다.

동작65는 이미 좋은 운동으로 잘 알려져 있는 앉았다 일어나기 동작을 무거운 물건을 들어 올리는 등 일상에서 사용할 수 있는 동작으로 활용했다. 척추를 곧게 펴고 복부에 힘을 준 채로 넷을 세면서 물건을 들어 올린 뒤 둘을 세면서 일어선 자세를 유지하고 다시 넷을 세면서 천천히 물건을 바닥에 내려놓는 식의 4-2-4의 박자로 운동하면 적절하다.

동작66의 경우, 일어선 상태에서 양팔을 펴고 엎드린 상태로 자세를 바꾸고, 다시 원래 자세로 돌아오는 것을 하나의 운동으로 소개하고 있다. 한 자세에서 다른 자세로 바꿀 때는 4 또는 8박자의 느린 속도로 진행하고, 몸을 기울인 자세는 30초 이상 유지한다.

60 한 발로 서서 균형 잡기: 30~45도

상체와 뒷다리가 일직선을 유지하도록 주의해야 한다.

1 바르게 선 상태에서 양발을 골반 너비로 벌리고 무릎의 힘은 빼준다. 오른쪽 다리를 뒤로 뻗고 상체는 앞으로 숙여 오른쪽 발꿈치부터 정수리까지가 일직선을 이루도록 한다.

2 오른쪽 다리와 상체를 연결한 일직선이 수직선에 비해 30~45도 각도를 유지하도록 한다. 호흡이 흐트러지지 않도록 주의하며 어깨는 위로 올리지 않는다.

3 왼쪽 무릎은 가볍게 굽혀 안정감을 주고, 오른쪽 발끝은 몸 쪽을 향하도록 당겨준다. 척추와 골반 근육에 힘을 주고 양쪽 손목은 어깨와 수직을 이루도록 한다.

4 왼쪽 허리를 중심으로 균형을 잡고, 척추는 곧게 유지한 채 오른쪽 발꿈치를 아래쪽으로 밀어내며 뻗어준다.

● 몸이 일직선을 이룬 상태에서 **20~30초간 유지**하고 원래 자세로 돌아간 뒤 다리를 바꾸어 반복한다. 서서 상체 숙이기(46쪽*)로 잠시 몸을 풀어준 뒤 다리 한쪽당 1~3회씩 반복한다.

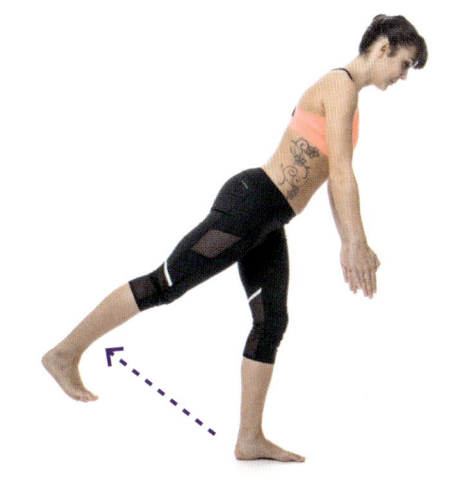

응용동작
양팔 올리고 균형 잡기

척추 근육을 조금 더 강화하고자 한다면, 양쪽 손끝을 관자놀이에 붙이거나 머리 뒤로 올려 깍지를 끼는 것이 도움이 된다.

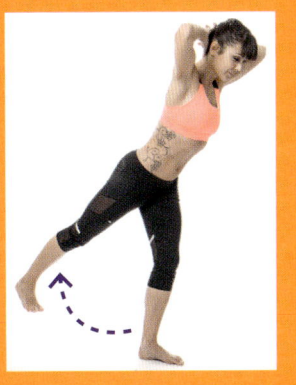

61 한 발로 서서 균형 잡기: 90도

이번에는 상체를 직각으로 숙여 난이도를 더 높여보도록 하자.

1 바르게 선 상태에서 양발을 골반 너비로 벌리고 양팔은 몸 쪽으로 붙인다. 앞 동작처럼 허리를 중심으로 몸을 기울이는데, 이번에는 상체와 허벅지가 바닥과 수평이 되도록 한다.

2 균형을 잡아준 뒤 상체와 허벅지가 수평을 유지하도록 주의하며 양팔을 바닥 쪽으로 뻗어준다. 왼쪽 무릎은 가볍게 굽힌다.

● **몸이 일직선을 이룬 상태로 10~30초(혹은 그 이상) 동안 유지**하고 원래 자세로 돌아간 뒤 다리를 바꾸어 반복한다. 서서 상체 숙이기(46쪽*)로 1~2분간 몸을 풀어준 뒤 다리 한 쪽당 1~3회씩 반복한다.

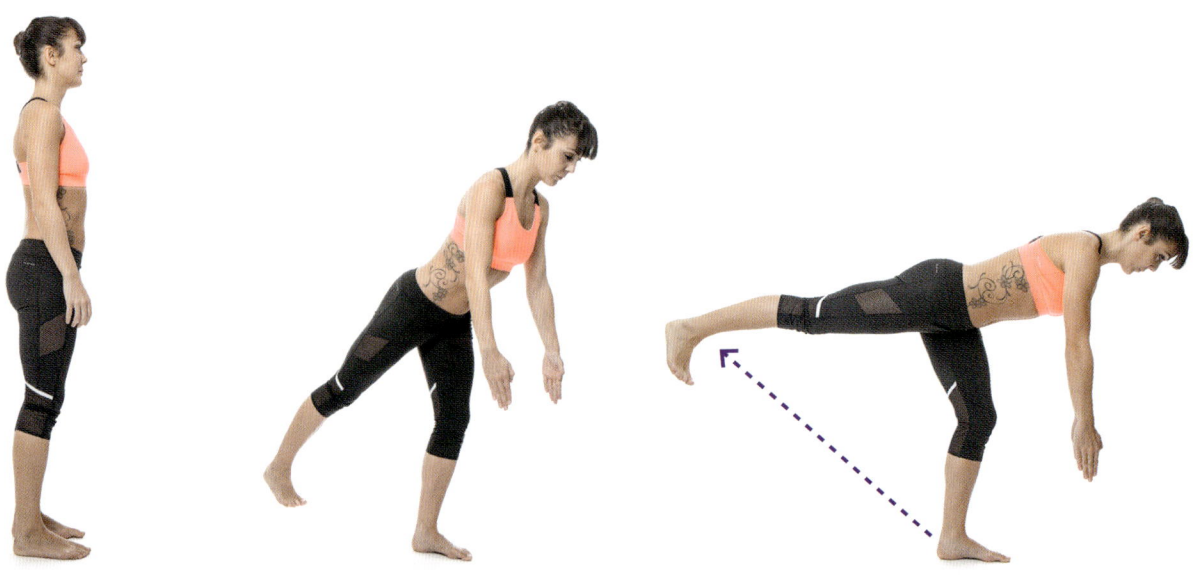

62 한 발로 서서 양팔 뻗어 균형 잡기

앞의 두 동작과 비슷하지만 이번에는 양팔을 앞으로 뻗어 허리에 가해지는 긴장을 높였다.

1 동작61의 마지막 자세에서 양팔도 상체와 일직선이 되도록 앞으로 곧게 뻗어준다. 손끝과 들어 올린 다리의 발끝을 양쪽으로 밀어내면서 수평 자세를 10~30초 동안 유지한다. 호흡이 흐트러지지 않도록 주의한다.

● **반대쪽 다리로 바꾸어 반복**하고, 완전히 몸을 풀어준 뒤 다리 한쪽당 1~2회씩 반복한다.

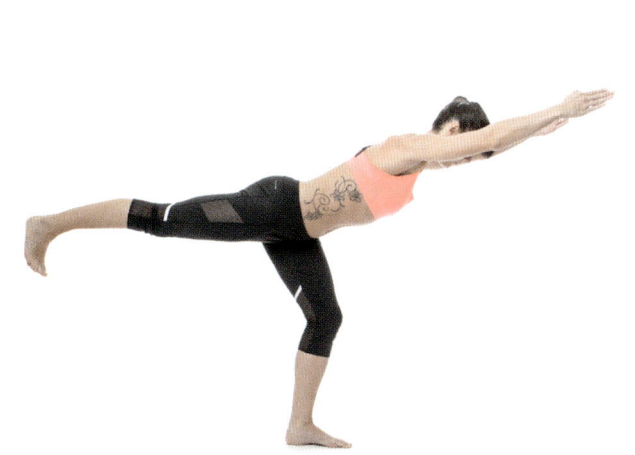

63 매트 위에 한 발로 서서 균형 잡기

몸을 일직선으로 유지하는 동시에 균형도 잡아야 하는 운동이다.

1 균형감각을 기르기 위해 바닥에 접은 매트나 작은 쿠션 등을 두고 맨발로 그 위에 서서 동작60~62를 실시한다.

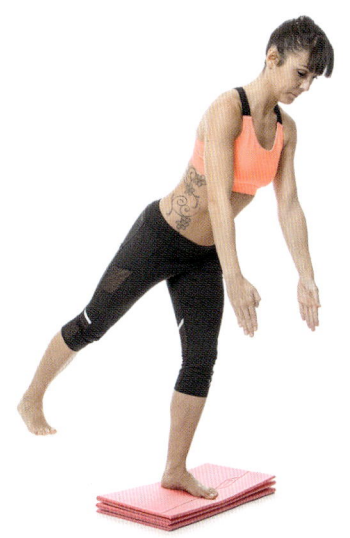

64 한 발로 서서 물건 들기

이 동작은 한 발로 서서 균형 잡기 동작을 활용한 동적인 운동으로,
균형감각과 상체의 힘을 기르는 데 도움이 된다.

1 양발을 나란히 놓고 바르게 서서, 발끝에서 약 1미터 정도 되는 위치에 적당한 물건(동전, 물통, 책 등 아무거나)을 내려놓는다. 동작61을 참고해 상체와 허벅지가 수평을 이루도록 몸을 기울인 뒤 양팔을 바닥으로 뻗는다.

2 허리를 중심으로 몸을 더욱 기울여 한 손 혹은 양손으로 앞에 놓인 물건을 잡는다. 이때 상체는 반드시 수평선보다 아래에, 다리는 수평선보다 위에 위치해 있어야 한다. 상체와 다리가 계속 일직선을 유지하도록 주의한다.

3 물건을 잡은 채로 다시 허리를 중심으로 몸을 세워 처음 자세로 돌아온다. 몸을 일으키는 동안에도 상체와 다리는 항상 일직선을 유지해야 한다.

● 서서 상체 숙이기(46쪽*)로 잠시 몸을 풀어준 뒤 다리 한 쪽당 2~3회씩 반복한다. 상체를 숙일 때와 일으킬 때 넷 또는 여덟을 세며 실시한다.

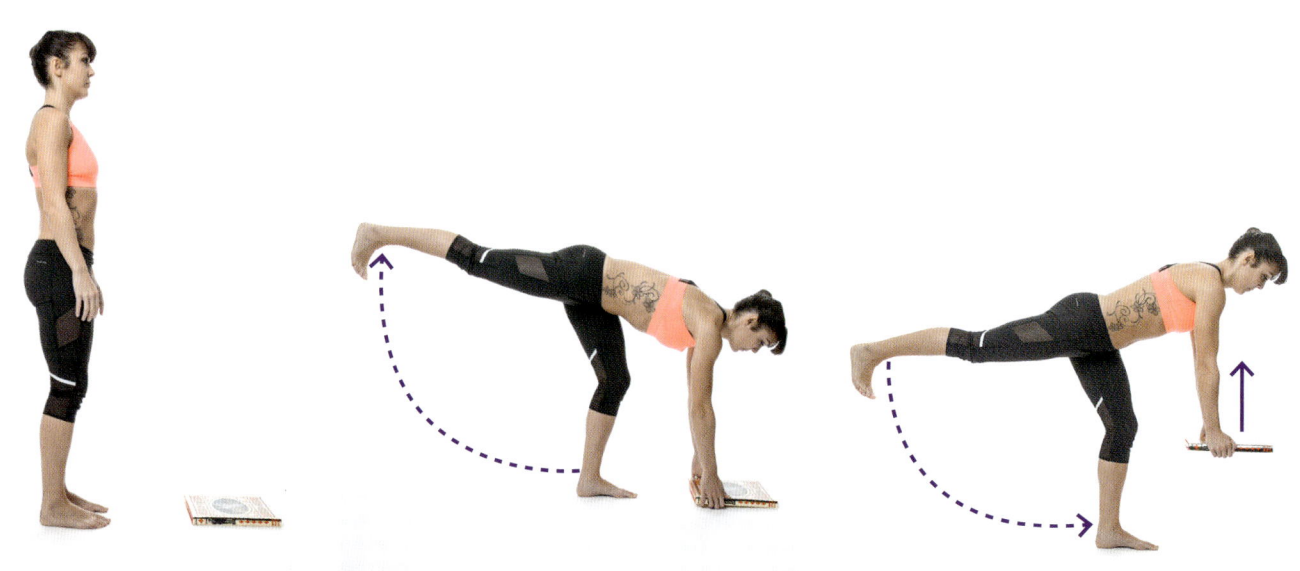

65 물건 들고 일어서기

고전적인 허리 운동이다. 기본 동작을 충분히 익힌 뒤에서는 들어 올리는 물건의 무게를 늘려서 실시한다.

1 발 앞에 적당한 물건을 둔다. 양발은 어깨보다 약간 더 넓은 너비로 둔다.

2 무릎을 굽히고 상체를 가볍게 숙인다. 척추의 정렬이 흐트러지지 않도록 주의한다.

3 양팔을 곧게 뻗어 물건을 들고 숨을 깊게 들이마신 뒤 넷을 세면서 발바닥으로 바닥을 밀어내며 무릎을 펴 물건을 들어 올린다.

4 일어선 상태에서 둘을 센다. 이때 상체는 곧게 세우고 엉덩이에는 힘을 준다. 다시 넷을 세며 물건을 바닥에 내려놓는다.

6~12회 반복한 뒤, 1~2분 정도 휴식하고 다시 1~3회 반복한다. 물건 대신 어린 아이를 안아 올릴 때에는 아이의 허리나 겨드랑이 쪽을 잡고 올린다.

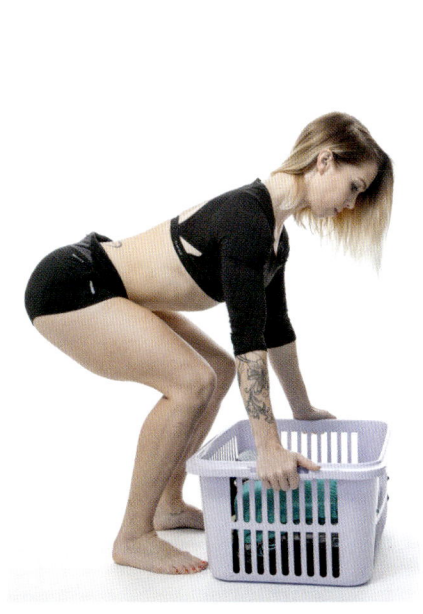
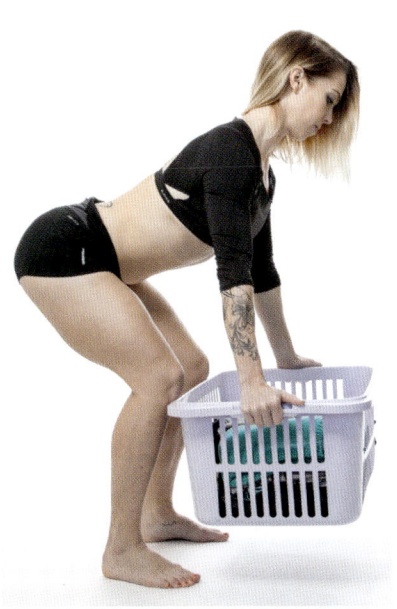
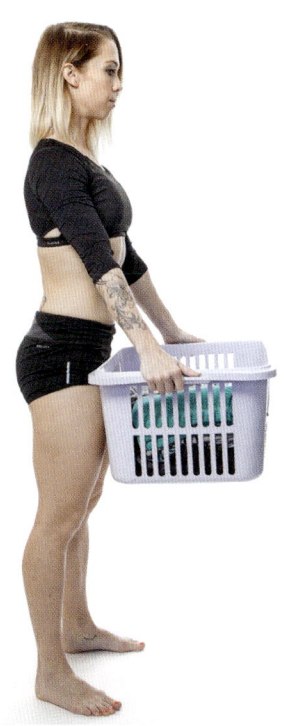

66 엎드렸다가 일어서기

이 운동은 몸 전체의 힘을 기르는 데 도움이 된다.

구간1 : 일어선 상태에서 무릎 대고 엎드리기

1 바르게 선 자세에서 시작한다. 양발은 골반 너비로 벌린 뒤 오른발을 뒤로 보내고 둘 또는 넷을 세면서 오른쪽 무릎이 바닥에 닿을 때까지 천천히 굽혀준다. 오른쪽 무릎이 바닥에 닿으면 양손은 허리에 올린다. 허리 대신 왼쪽 무릎에 양손을 올리는 것이 조금 더 쉽다.

2 다시 둘 또는 넷을 세면서 왼쪽 무릎도 바닥에 닿을 때까지 굽힌다. 상체를 숙이면서 양손은 앞으로 뻗어 천천히 바닥에 내려놓는다. 무릎은 허리와, 손목은 어깨와 수직이 되도록 하며 엎드린다.

구간2 : 무릎 대고 엎드린 상태에서 무릎 떼고 엎드리기

1 다리를 하나씩 무릎을 펴 뒤로 뻗어주고, 양팔은 곧게 펴 균형을 잡는다. 복근과 척주기립근에 힘이 실리도록 한다.

2 어깨가 올라가지 않도록 주의하며 척추는 곧게 뻗은 상태를 유지한다. 호흡이 흐트러지지 않도록 고르게 심호흡한다.

3 이 자세를 30초~1분간 유지한 뒤 구간3으로 넘어간다.

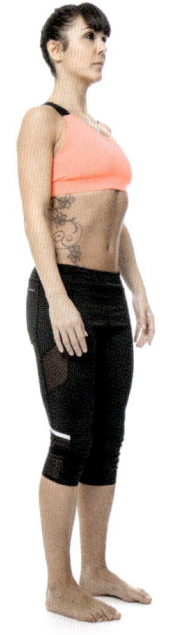
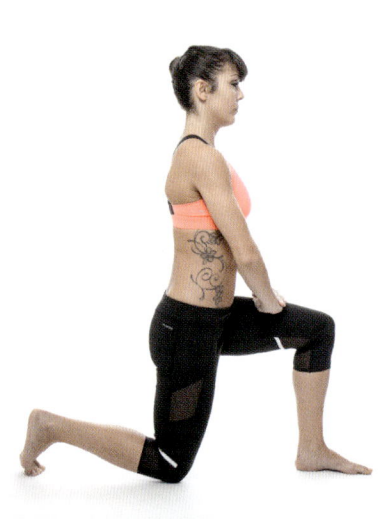
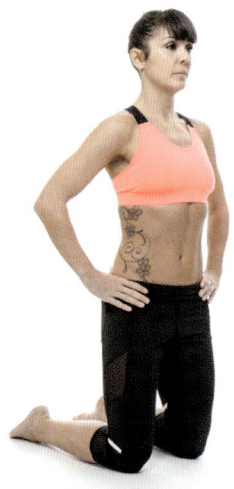

구간3 : 무릎 떼고 엎드린 상태에서 일어서기

1 구간2의 마지막 자세에서 둘을 세며 한쪽 무릎을 당겨 천천히 바닥에 내려놓고, 다시 둘을 세며 반대쪽 무릎을 당겨 바닥에 내려놓는다. 무릎을 대고 엎드린 자세에서 상체를 세운 뒤 왼쪽 무릎을 들어 발바닥으로 바닥을 짚어 구간1의 처음 자세를 취한다. 모든 동작은 둘을 세면서 실시한다.

2 왼발과 오른발의 발끝에 동시에 힘을 주면서 둘 또는 넷을 세며 자리에서 일어선다. 완전히 일어선 뒤에는 오른발을 앞으로 당겨 왼발과 평행하도록 둔다.

3 일어설 때 상체는 수직을 유지하고, 양손은 허리에 올리거나 왼쪽 무릎을 짚는다.

구간4 : 다리 바꾸어 처음부터 반복하기

1 이번에는 왼쪽 다리가 뒤로 가도록 하면서 구간1~3을 반복한다.

● **1~2분간 휴식**한 후 한쪽당 1회씩 반복한다.

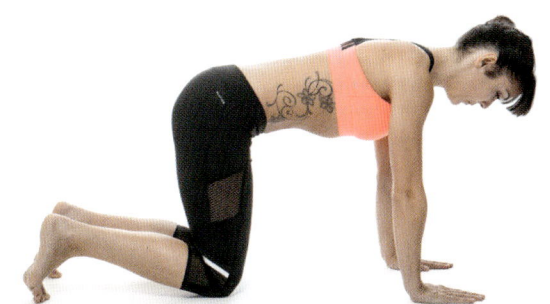
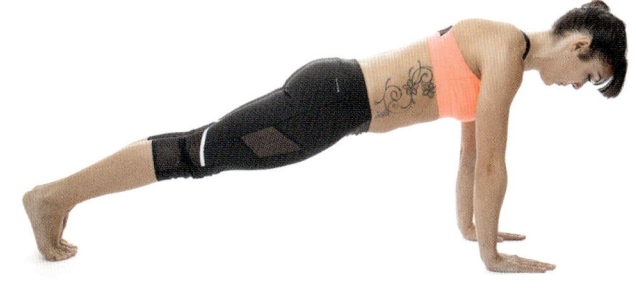

67 한 발로 서서 버티기: 30~45도

비교적 동작의 난이도가 높지만 그만큼 효과도 큰 운동이다.

1 바르게 서서 양발을 골반 너비로 벌린다. 양쪽 무릎에 힘을 풀어준 뒤 발끝은 살짝 바깥쪽을 보도록 둔다.

2 오른쪽 다리를 들어 왼쪽 발에 체중을 싣는다. 정수리부터 오른쪽 발꿈치까지가 일직선을 이루도록 상체도 옆으로 기울여준다.

3 옆으로 기울인 상체의 각도가 수직선에 비해 30~45도를 유지하도록 한다. 다음과 같이 팔의 위치를 바꾸어 난이도를 조절할 수 있다.

① 양손을 허리에 올린다.
② 가슴 앞에서 팔짱을 낀다.
③ 양손의 손끝을 관자놀이에 붙이거나 머리 뒤로 올려 깍지를 낀다.

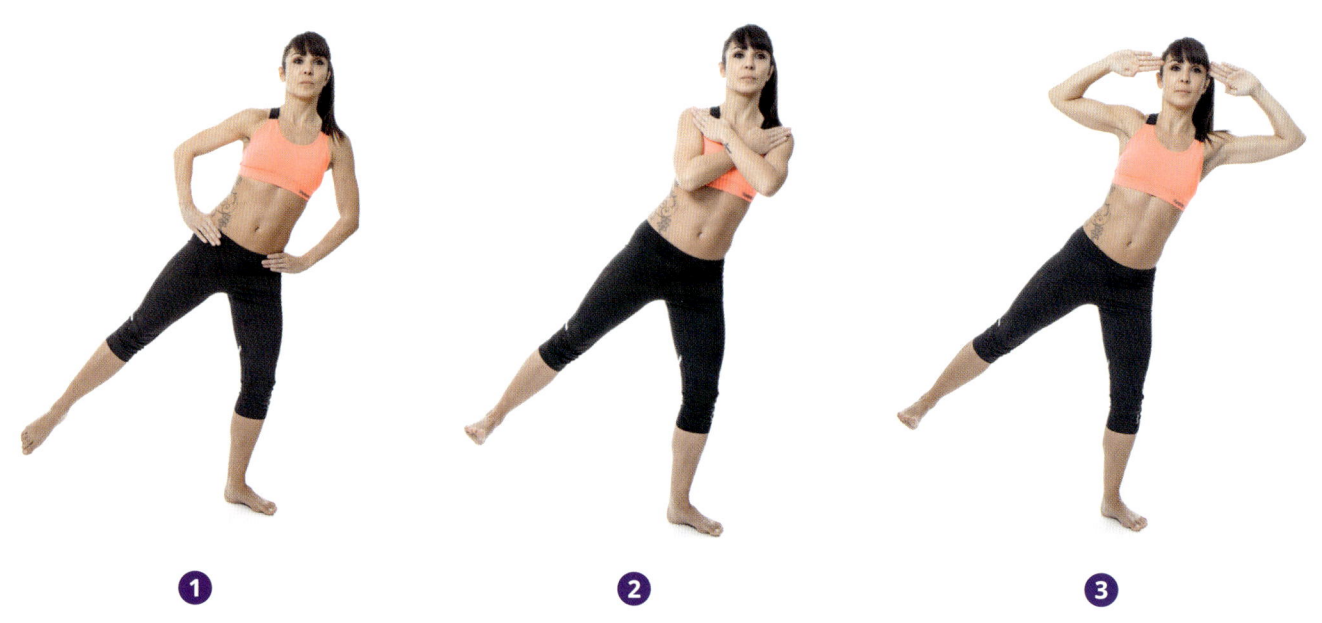

① ② ③

응용동작

짐볼에 손 올려 버티기

1) 짐볼을 활용하면 동작의 난이도를 조금 낮출 수 있다. 상체와 허벅지가 완벽한 일직선을 유지하는 것을 목표로 삼고 주의를 기울인다.

2) 짐볼의 반대쪽 팔을 상체와 일직선이 되도록 위로 쭉 뻗어도 좋다.

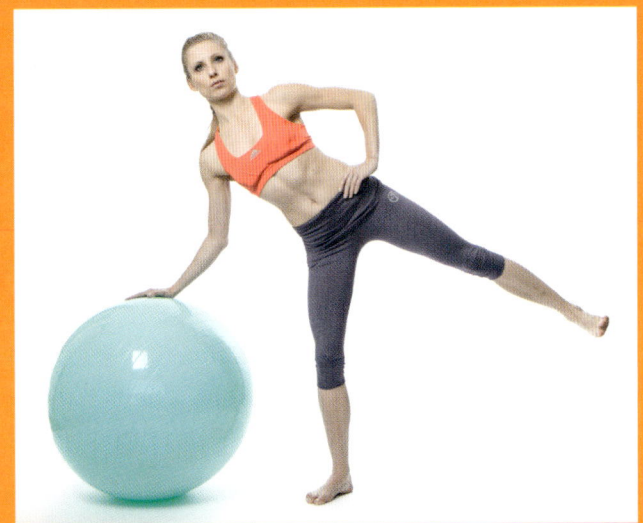

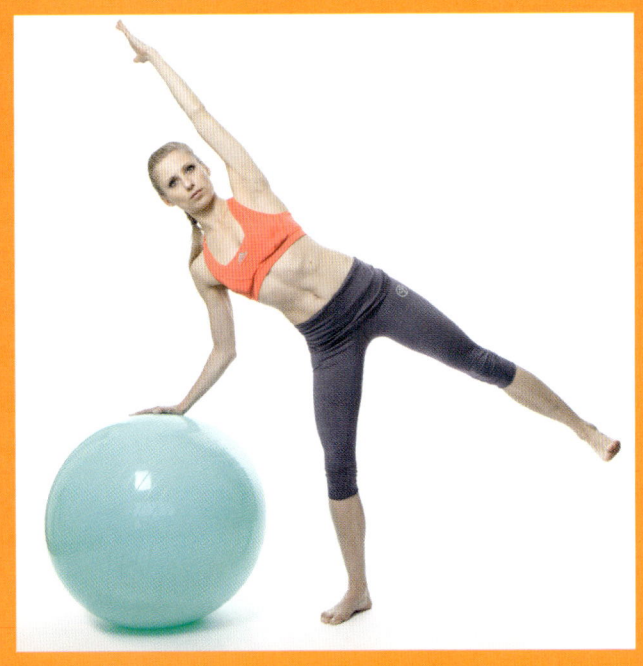

4단계 운동 프로그램

살펴보기

4단계 프로그램은 2주 프로그램으로, 각 주마다 네 개의 세션으로 구성되어 있으므로 매주 이틀씩 두 번 (월화, 목금)에 걸쳐 운동한 뒤 주말 동안 휴식을 취하는 식으로 진행할 수 있다.

세션1과 3은 허벅지 운동 한 가지와 전신 운동 두 가지를 두 번씩 실시하고 누워서 하는 복근 운동을 한 가지, 그리고 운동하면서 허리에 쌓인 피로를 풀어줄 스트레칭 운동 한 가지로 구성되어 있다.

세션2는 유산소 운동과 스트레칭으로 구성된 1단계 세션(26~59쪽*)을 활용하고 있으며, 세션4는 유산소 운동과 함께 코어 운동 및 스트레칭으로 구성된 2단계 세션을 활용하고 있다.

1주차

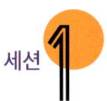
세션 1

(허벅지+전신+전신)×2+복근+스트레칭

워밍업	5분에 걸쳐 심박수를 서서히 높인다

운동

1. 양팔 움직이며 의자 스쿼트
2. 한 발로 서서 균형 잡기 : 30~45도
3. 양팔 올리고 균형 잡기
4. 의자에 한 손 올리고 런지
5. 한 발로 서서 균형 잡기 : 90도
6. 한 발로 서서 양팔 뻗어 균형 잡기
7. 누워서 어깨 들기※
8. 누워서 골반 들기※
9. 누워서 몸 늘리기
10. 누워서 양쪽 무릎 당기기
11. 누워서 발꿈치 당기기
12. 누워서 한쪽 다리 들기

※ 동적인 자세는 느리게 혹은 보통 속도로 + 정적인 자세는 20초 유지 : 67쪽*의 운동별 속도표 참고

▶99 ▶129 ▶129
▶102 ▶130 ▶131
▶68 ▶69   ▶36
▶28 ▶31   ▶30

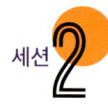

유산소+스트레칭(세트1~3 중 선택)

유산소 운동	1단계 세션 참고 (60~65쪽*)
스트레칭(세트 1~3 중 선택)	

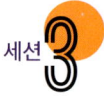

(허벅지+전신+전신)×2+복근+스트레칭

워밍업	5분에 걸쳐 심박수를 서서히 높인다
운동 ① 양손 머리 뒤로 올리고 의자 스쿼트 ② 매트 위에 한 발로 서서 균형 잡기 : 동작60~62 중 선택 ③ 한 발로 서서 물건 들기 ④ 한 발로 계단 오르기 ⑤ 물건 들고 일어서기 ⑥ 엎드렸다가 일어서기 ⑦ 누워서 무릎과 팔꿈치 당기기* ⑧ 누워서 양쪽 무릎 당기기 ⑨ 누워서 척추 비틀기 * Travail dynamique avec rythme lent et moyen + travail statique 20 s : voir tableau des rythmes , p. 67.	▶99 ▶129-131 ▶132 ▶104 ▶133 ▶134 ▶71 ▶28 ▶35

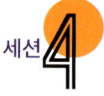

유산소+코어 운동(세트1~8 중 선택)

유산소 운동	1단계 세션 참고 (85~95쪽*)
코어 운동(세트1~8 중 선택)	

2주차

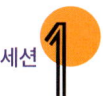 세션 1

(허벅지+전신+전신)×2+복근+스트레칭

워밍업	5분에 걸쳐 심박수를 서서히 높인다
운동 ① 한쪽 다리로 의자 스쿼트 ② 한 발로 서서 버티기 : 30~45도 - 응용동작(1)·(2) ③ 엎드렸다가 일어서기 ④ 양손 머리 뒤로 올리고 런지 ⑤ 물건 들고 일어서기 ⑥ 한 발로 서서 물건 들기 ⑦ 누워서 어깨와 골반 들기※ ⑧ 지지대에 누워 다리 늘리기 또는 한쪽 무릎 대고 다리 늘리기 ⑨ 무릎 대고 엎드려 등 올리기 ※ 동적인 자세는 느리게 혹은 보통 속도로 + 정적인 자세는 20초 유지 : 67쪽*의 운동별 속도표 참고	▶100 ▶136 ▶136 ▶134 ▶103 ▶133 ▶132 ▶70 ▶57 ▶56 ▶54

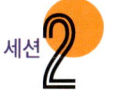 세션 2

유산소+스트레칭(세트4~6 중 선택)

유산소 운동	1단계 세션 참고 (60~65쪽*)
스트레칭(세트 4~6 중 선택)	

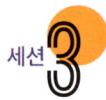

세션 3

(허벅지+전신+전신)×2+복근+스트레칭

워밍업	5분에 걸쳐 심박수를 서서히 높인다
운동	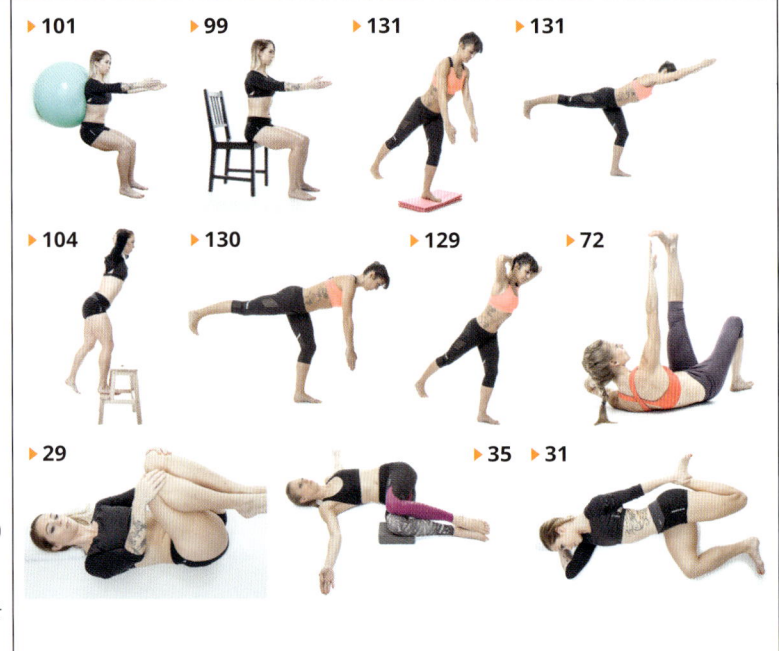
① 짐볼 스쿼트※ 혹은 양팔 움직이며 의자 스쿼트	
② 매트 위에 한 발로 서서 균형 잡기	
③ 한 발로 서서 양팔 뻗어 균형 잡기	
④ 양손 머리 뒤로 올리고 한 발로 계단 오르기	
⑤ 한 발로 서서 균형 잡기 : 90도	
⑥ 한 발로 서서 균형 잡기 : 30~45도 - 응용동작	
⑦ 누워서 팔다리 올리기※※	
⑧ 누워서 양쪽 무릎으로 원 그리기	
⑨ 누워서 척추 비틀기	
⑩ 누워서 발꿈치 당기기	
※ 양발을 사용해 동적인 운동으로 활용하거나, 한 발로 10~30초 간 자세를 유지하는 정적인 운동으로 활용한다.	
※※ 동적인 자세는 느리게 혹은 보통 속도로 + 정적인 자세는 20초 유지 : 67쪽*의 운동별 속도표 참고	

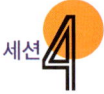

세션 4

유산소+코어 운동(세트9~16 중 선택)

유산소 운동	2단계 세션 참고 (85~95쪽*)
코어 운동(세트9~16 중 선택)	

꾸준히 운동을 실천하여
여러분이 더욱 건강한 허리를
갖게 되길 기원합니다.

기적의 허리 운동법
가장 완벽한 허리 강화 운동 교과서

초판발행 2020년 1월 15일 | **1판 1쇄** 2020년 1월 20일
발행처 프로제 | **발행인** 김영두 | **지은이** 질베르 보보 | **옮긴이** 김보희
주소 부산광역시 수영구 광남로 160-1 | **팩스** 070.8224.4322
등록번호 제338-2013-000008호 | **이메일** proje@doowonart.com

ISBN 979-11-86220-44-3

Objectif Anti mal du dos
by Gilbert Bohbot

Originally published in French by Éditions Vigot, Paris, France under the title:
Objectif Anti mal du dos 1st edition © Éditions Vigot 2017.